灾害医学救援装备丛书

伤病员运送装备

编 著 王运斗 高树田

科学出版社
北京

内 容 简 介

本书是"灾害医学救援装备系列丛书"之一,以灾害医学救援伤病员后送需求为牵引,系统介绍了专门用于灾害医学救援行动中伤病员紧急医疗后送的搬运工具、院外急救监护运送一体化平台、后送车辆、后送船舶与医院船、后送飞机的概念与分类、发展现状与趋势、应用情况及典型装备。

本书内容实用,系统全面,既可为我国紧急医学救援及医学应急管理机构、科研院所、大专院校、应急培训机构等提供参考,也可作为本科生和研究生的教学参考书。

图书在版编目(CIP)数据

伤病员运送装备 / 王运斗,高树田编著. -- 北京:科学出版社,2024.12. -- (灾害医学救援装备丛书).
ISBN 978-7-03-080535-5

Ⅰ. R821.4

中国国家版本馆 CIP 数据核字第 2024982E1Z 号

责任编辑:李 玫 / 责任校对:张 娟
责任印制:师艳茹 / 封面设计:吴朝洪

科 学 出 版 社 出版

北京东黄城根北街 16 号
邮政编码:100717
http://www.sciencep.com

北京天宇星印刷厂印刷

科学出版社发行 各地新华书店经销

*

2024 年 12 月第 一 版 开本:720×1000 1/16
2024 年 12 月第一次印刷 印张:7 1/2
字数:140 000

定价:75.00 元
(如有印装质量问题,我社负责调换)

前　　言

　　人类在不断发展和进步的同时，也在不断地与各类灾害和灾难做斗争。进入 21 世纪以来，随着全球经济一体化进程的加快，工业化和城市化的飞速发展，产业结构的变化及生态环境的改变等，传统灾害已经向多元化发展，自然灾害、人为灾害、重大事故、公共卫生事件和恐怖袭击等重大突发事件已成为灾害的重要组成部分，对人类的健康、生活及经济和社会稳定产生的影响越来越大。

　　作为灾害医学救援的重要基础物质，灾害医学救援装备发展已成为维护国家安全和民众健康的重要基础。近年来，国家和地方政府对灾害医学救援非常重视。灾害医学救援装备系统、科学、有序地发展，构建具有中国特色的灾害医学救援装备理论体系、技术体系和装备体系，培养专业人才，培育产业基地，引领行业发展，促进产业升级，实现"产学研医检用"有机结合，是当前我国灾害医学救援装备发展面临的核心挑战。我国灾害医学救援装备仍存在体系不完善、装备不成套、标准不配套、运用欠科学等问题。基于此，我们在多年从事灾害医学救援装备理论和装备研发经验的基础上，通过系统分析和论证，编撰了"灾害医学救援装备丛书"。本系列丛书分别从灾害医学救援装备顶层设计和总体论证、现场急救、伤病员后送、野外移动医疗、综合救治与保障及空中医学救援等方面，对灾害医学救援装备进行全面系统的分析和研究，立足实用，受众面广，为我国紧急医学救援及医学应急管理机构、科研院所、大专院校、应急培训机构等提供参考，也可作为本科生和研究生的教学参考书。

　　本书在编撰过程中，得到了相关领域领导和专家的大力支持，在此一并致谢！

编著者

2024 年 9 月

目　　录

第一章

伤病员搬运工具

作为将伤病员从灾害现场运送到医疗救治机构的载体，伤病员运送装备在历次灾害应急医学救援中发挥着至关重要的作用。

应急医学救援过程中，伤病员经过现场的初步急救处理后，要尽快通过搬运工具运送至野外移动医院或固定医院进一步救治，搬运转送工作的正确及时事关伤病员的后续治疗。因此，伤病员搬运工具是应急医学救援的重要支撑手段。

第一节　伤病员搬运工具的概念与分类

一、伤病员搬运工具的概念

伤病员搬运装备是用于现场或阵地抢救伤病员、搭乘或换乘各种后送卫生运输工具的轻便器材的总称。

二、伤病员搬运工具的分类

伤病员搬运装备品种繁多，系列性强，主要分类如下。

（一）按用途分类

1. 专用工具

（1）吊具：用于从难以进入的坑道、战壕、舱口和登上直升机等往外搬运伤病员，包括担架布、专用带及援救吊带、森林穿透器等。

（2）拉具：用于积雪、泥泞、沼泽等地区搬运伤病员，如拉船、滑板等。

（3）换乘工具：用于运输工具之间伤病员换乘，如救生筏、吊网、伤病员吊篮、高架索等。

（4）担架：担架是最基本的搬运工具，主要用于抬运伤病员，也可用于换乘。

在不同环境和不同条件下,搬运伤病员的担架有不同的形式和功能,如普通担架、折叠担架、舰艇担架、雪橇担架、马驮担架等。

（5）伤病员急救巾：主要用于烧伤伤病员的搬运。

（6）"三防"后送担架：主要用于核化生条件下伤病员的搬运。通过担架与带有相应核化生过滤装置的密封舱的连接,防止伤病员在搬运过程中受到污染。

2. 临时搬运工具　可供现场使用的各种就便器材,如雨衣、大衣、木板、树枝等。

（二）按使用地域分类

1. 地面搬运工具　各种吊带、拉船、滑板、担架等。

2. 水上换乘工具　救生筏、吊网、滑竿、高架索、伤病员吊篮等。

3. 登机工具　森林穿透器、头套、援救篮等。

三、担架的分类

（一）简易担架

简易担架是在缺少担架或担架不够的情况下,就地取材,临时制作的担架。一般可用两根结实的长杆配合毛毯或衣物等制成临时担架,用来应付紧急情况下的伤病员后送。

（二）通用担架

通用担架是采用统一规格的制式担架,具有担架的标准化、系列化和制式化特性,设有为各种伤病员后送工具附加担架功能的接口。目前通用担架可与不同运输工具结合,作为伤病员运送载体,适应不同伤病员的搬运或长途运输后送需求。通用担架的基本结构主要由担架杆、担架面、支腿、横撑、固定带、把手等组成,有的配有头垫、输液架、担架长支腿等选装附件。在结构上,通用担架有直杆式和折叠式（由可折叠的担架杆及可折叠的横撑组成,折叠后减少体积、便于携带）,其中折叠式分为两折式和四折式两种,有的为三折担架和八折担架,主要以前两种为主。

据1989年7月1日颁布的"中国成年人人体尺寸"国家标准,我国成年男性90%为1.754m以下,95%为1.775m以下,99%为1.814m以下。因此参照国际标准制式生产的担架同样适用于我国。如国际标准化组织（ISO）标准担架长2.29m,宽585mm,高135～175mm。其设计要求是：体积小、质量轻、结构简单、展收迅速,主要适用于阵地抢救环境,也适用于舰船内部的狭小空间、飞机和直升机的内部空间、陆上运输工具的内部空间等,金属部件表面光滑,伤病员接触面材料舒适,不会加重伤病员伤情,尽量减少伤病员痛苦,担架材料适用范围广，便于洗涤，坚固耐用，使用安全可靠，零件不易失落，携带、使用、维修方便，成本低，制作材料来源广，便于批量生产。

1. 担架面料　主要采用帆布材料。因其质量重、可清洗性差，现已趋于采用化纤织物面料，如聚乙烯或聚丙烯材料，这种材料的优点是疏水性强、易洗消、重量轻。

2. 担架杆　以前多采用木质材料，目前大多数已采用铝合金材料，外形有方管和圆管两种。

3. 支腿　采用方形结构。铝合金担架杆采用焊接或铆接等方式。焊接对薄壁铝合金有一定难度，但采用良好的焊接工艺可解决此问题；铆接不存在这一问题，但对材料强度要求高，对金属电位要求高，不能相互腐蚀。

4. 钢质横撑　担架展开时，用足部力量撑开，禁止用手，以防夹伤。

5. 伤病员固定带　可防止伤病员滑动，避免二次损伤。

6. 把手　目前担架的把手有木把、金属把和塑料把三种。塑料把手质量轻，可伸缩，适用于空间狭小的运输工具内，且能达到规定的强度要求。

7. 担架的固定与减震　主要指担架用于各种运输工具时，如何与运输工具固定，如何减轻伤病员在运输过程中的震动问题，对通用担架来说，一般不需要解决这些问题。在运输工具上可安装担架支架，支架本身有减震装置，如减震弹簧等，固定时也由支架本身提供固定装置。因为担架是通用的，所以固定装置也通用。但某些专用担架需在担架上附加减震装置。

（三）专用担架

在一些特殊气候、环境、地域等不适合通用担架运送伤病员的场合中通常使用专用担架，也有一些专用担架主要用于配合特殊运输工具，或专门用于运送具有特殊伤情的伤病员。专用担架包括以担架为主体的短途运输平台或治送结合平台。

1. 根据使用范围和用途分类

（1）海上舰船专用担架：供海上救援专用，如以竹片为骨架，外罩帆布，内垫毛毯经缝制而成的罗宾逊担架。这种担架可进行抬、吊、拖、滑等各种形式的搬运与传送，伤病员较为舒适，不易造成二次损伤。

（2）海上漂浮式担架：这种担架适用于海上伤病员的短途水中后送，其基本结构是以伤病员后送板为主框架，担架板上方两侧装有高浮力柱体材料。

（3）空运漂浮式担架：其特点是能保证被弹射的遇难人员或海上伤病员的背部正确固定，防止脊柱骨折造成伤病员二次损伤，并可避免在吊运伤病员时缆绳断裂而致伤病员溺水。

（4）全地域多功能担架系统：这种担架可在海上作为急救救生阀，也可用直升机吊运，还可在雪面、冰面、沙地、沼泽地、泥泽地上滑行。

（5）真空担架：这种担架主要采用真空夹层结构，内置聚丙烯或同等性质的小球，抽真空后，对伤病员可起到固定作用。

（6）移动ICU式担架系统：一般由担架、担架支架、担架轮、急救台及呼吸机、复苏器、除颤仪等组成，可在运送途中对伤病员进行吸氧、心肺复苏、输液等治疗。

（7）铲式担架：由左右两片铝合金板组成，能在不移动伤病员的情况下，将躺卧位的伤病员铲入担架。搬运伤病员时，先将伤病员放置在平卧位，固定其颈部，然后分别将担架的左右两片从伤病员侧面插入背部，扣合后再搬运。适用于脊柱损伤伤病员的就地运送，可防止出现二次损伤。

（8）轮式担架：一般是在通用担架的基础上加装轮式系统组成，有二轮式、四轮式及双轮折叠式三种。轮式担架可节省人力，提高后送速度，但有其局限性。

（9）雪橇式担架：由担架骨架、滑雪板或雪橇、担架布及附属牵引带组成，主要用于冬季从雪地上搬运伤病员，有滑雪板式与雪橇式两种。

（10）三防后送担架：是一种可在核化生尤其是化学毒剂污染条件下运送伤病员的担架，是由通用担架和伤病员后送袋组成，伤病员后送袋上安装有滤毒或类似的正压装置。

（11）软式担架：由聚酯或其他软材料组成，有整体式和可拆装式两种，四周有4～6个可充当把手的内置孔，适用于狭小空间如坦克、潜艇等的转运，也可在丛林和雪地使用。

（12）充气担架：这种担架是在金属框架基础上加一个充气囊，未充气时体积小，便于携带，充气后可立即使用，既可用于陆地，也可用于水上运送。

（13）救护车用升降担架、走轮担架：为目前救护车内装备的担架，符合病情需要，便于伤病员躺卧。因担架自身重量较重，搬运时费力。

（14）根据伤病员伤情特点设计的特种担架：如MILLER全身固定夹板担架、多部位骨折固定担架、软式手提战术担架及供烧伤伤病员使用的吸附式无纺布担架等。

（15）其他结构的担架：如篮式刚性担架、马鞍组合担架、无杆轮式担架、船形担架、浮筒式漂浮担架等。有的担架还具备其他功能，有的担架安装有部分急救与监护装置，可在后送伤病员途中进行吸氧、心肺复苏、输液等急救处置。

2. 按使用地域分类

（1）山岳丛林担架：可用于山岳丛林、沼泽地等特殊环境地域的运送，如篮式刚性担架、马鞍组合担架、无杆软式担架、通用担架、真空担架、铲式担架、船型拖板担架等。

（2）雪地沙漠担架：可用于雪地、沙漠等特殊环境地域的运送，如雪橇担架、部分多功能担架等。

（3）海上担架：用于海上、水上及舰船舱室的特殊环境空间的运送，如罗伯逊式担架、海上漂浮式担架、斯托克斯担架、空运漂浮式担架、全地域多功能担架系统、真空固定担架、伤病员吊带等。国外舰艇上随处可见垂直固定在走廊壁上和扶梯拐弯处的"罗伯逊""斯托克斯"等多种担架。在美国巡洋舰上一般有4种50副担架，护卫舰上有2种15副担架，其重视程度可见一斑。

（4）空中救援用担架：用于运输机、直升机等空间和地域的运送，如移动式 ICU 担架、航空急救担架、通用担架等。

第二节 伤病员搬运工具的发展现状与趋势

一、伤病员搬运装备的现状特点

（一）多样化

目前所使用的担架有传统型与新型两种。前者主要指直杆式担架，采用铝合金材料制作担架杆，担架面采用聚乙烯纤维或聚丙烯纤维。如美国的 RR-L-1997、MIL-L37957 和标准担架，长 2290mm，宽 5880mm，高 135～175mm，能满足绝大多数救援对象的体征要求。直杆式担架的体积与重量较大，不便于携带，也不利于个人或班组使用，因此通常情况下只用于大型救援机构等单位。直杆式担架的优点是反应处理时间较快，能迅速转移伤病员，制造成本相对低廉，且坚固耐用。

最早的折叠式担架是直杆式的变形，一般分两折式、三折式或四折式。这种担架的重量较轻，通常在 4～5kg，可由个人装备在背囊中，适用于现场抢救、特种环境救援等各种行动。而美国当前广泛使用的 ALICE 钢架背包，则把折叠担架、个人装具融为一体，耳包卸下后，拉出背包中的"H"形折叠钢架骨并进行固定，背包便成为一副简单好用的担架，这一过程在 20 秒内完成。

此外，为满足不同条件下伤病员的救护需求，各国还发展了多种不同类型的现代担架，如海军在舰艇上普遍使用的漂浮式担架、"罗伯逊"担架、"斯托克斯"担架、筐式担架、特战队的雪橇担架、丛林担架等。其中一种真空担架曾在伊拉克战场广泛使用，其包装尺寸为 460mm×420mm×220mm，总重

2.1kg。其内部装有若干直径 4mm 左右的泡沫塑料小球，担架外罩为尼龙绸人造革，伤病员可在不脱离担架的情况下进行 X 线透视。使用时，伤病员仰卧在担架上，用尼龙搭扣系紧后抽成真空（约需 40 秒），袋内小球在负压作用下与伤病员的身体弯曲程度相适应，形成一个硬质固定垫，使伤病员得到有效固定，从而大大减轻其在运送途中的痛苦。同时，由于泡沫塑料具有良好的弹性，使担架具有减震作用，可有效防止伤病员因担架造成二次伤害。

无论是传统的直杆式担架，还是技术含量较高的新型担架，它们都有着自身的诸多优点而无法被替代。因此，各国将各式担架进行搭配使用，以使其在伤病员的救护过程中各尽其能。

（二）标准化

伤病员的搬运装备必须达到统一化制作标准。从突发公共事件应急医学救援的角度来讲，担架等搬运装备既可在狭小环境中完成时伤病员的转运，也可与陆地上的救护车、海上的医院船和空中的后送飞机结合使用，故而需要伤病员搬运装备具有一定的通用性。

美国制定了担架制作与担架固定物的统一标准（不包括可实施手术的野战综合担架）。这样虽然在一定程度上牺牲了担架的美观性，但极大提高了实用性。美国要求未来通用担架的尺寸采用国际 ISO 标准，即长 2290mm，宽 585mm，高 135～175mm，担架面料主要采用疏水性强、易洗消、质量轻的化纤织物，如聚乙烯或聚丙烯材料；担架杆采用方钢管和圆钢管，铝合金或钛合金材料；支腿采用方形结构的铆接工艺；担架固定卡扣具有方向性调节功能；担架的固定要易于装配与拆卸；运输担架的工具必须安装减震装置等。

通过改进与统一，目前的担架基本上可在陆、海、空各类运输平台上搭载使用，大大提高了伤病员运送效率与安全性，如美国目前采用的符合 NATO 标准的 NT-800、NT-620、NT-561 系列担架，就具有很强的通用性。

（三）多功能化

研究发现，对于伤病员而言，最危险的阶段就是致伤后的 10 分钟和 1 小时内，即抢救"黄金时间"。如果能在这段时间内得到有效救治，40% 以上的伤病员能获救。而通常情况下，伤病员的"黄金时间"可能不得不在搬运装备上度过。这样即使将伤病员送达目的地，也常因时间白白流逝而耽误了最佳救治时机。因此各国开发了许多可提供即时救治的智能担架平台，方便医护人员就地展开抢救。

智能担架是一种集伤病员运送、实施抢救于一体的新型救护平台，相当于一个小型 ICU，能方便地置于野战救护车、运输机和舰艇内。各国已研制出了多种智能型担架，主要有创伤伤病员生命支持与运送系统——LSTAT（life support for trauma and transport）、便携式生命支持系统——PLSS（portable life support system）、机动重症监护设施——MIRF（mobile intensive care rescue facility）、飞行医疗担架——CFSB（care flight stretcher bridge）、机动重症监护伤病员搬运装置—MIPHTA（mobile intensive care patient handling transportation apparatus）。

这些智能系统具有高级生命支持功能，即使无专业医务人员在场，也可由普通救援人员对危重伤病员实施紧急救治。整个系统为模块组合式，模块之间组合、分解方便，各个组件更换也十分便捷。与救护车等后送装备相比，智能系统成本低，体积小、机动性强，更加适用于快节奏的应急医学救援。

二、伤病员搬运装备的发展趋势

（一）注重结构改进

不管伤病员搬运装备如何发展，通用担架由于其简易性、实用性、可靠性等因素仍是各国的主型伤病员搬运装备。

1. 改善材料性能，提高强度与可靠性 通用担架的杆件基本采用铝合金材料，有的国家采用铝镁合金，以减轻重量，但成本太高。布面材料趋于采用轻质、高强度聚丙烯或类似材料，易清洗，疏水性和阻燃性强。担架杆趋于采用方管式，因其横断面的截面模量在与圆杆式轮廓尺寸相同的条件下较大，能减轻重量。

结构方面，直杆通用担架仍是以后应用最多的，但出于携带方便、便于深入等方面的考虑，折叠式担架将成为各国重视的结构形式，携带方便，还可随单兵空降。

近年来，海上及空中救援用担架的研发也受到特别关注。海上救援时，如何快速对伤病员进行救护、减少溺水死亡，已成为各国伤病员搬运装备的发展重点。为达到海上漂浮功能，研制方向主要是改善材料性能，改变以往通用担架杆件采用笨重的铝合金材料，转而采用轻质高强度聚丙烯或类似材料，特别是泡沫成形技术，使担架质量减轻，同时提高其疏水性和阻燃性。

2. 担架智能化，提高救治水平 由于现有急救复苏器材种类繁多，加上救援人员负荷的限制，其携运量显然不能满足使用要求。各国陆续研制和装备了微型集成化综合急救复苏处置系统。其特点为：能独立开展对危重伤病员急救监护和高级生命支持，即使无专业医务人员在场，也可由普通救援人员在现场向危重伤病员提供生命支持操作；系统立足于先进成熟技术基础上的综合模块式集成，不仅担架极易与基座分离，且生命支持系统的各个组件也可十分方便地更换，以保证勤务运作各环节能顺利衔接；机动能力、环境生存能力和兼容性强，适合装载多种后送车辆、飞机和船只，方便后送并开展不间断的途中治疗；

质控软件可不断升级，能对不同伤型、伤情和伤势特点进行分析，以便进行针对性急救处置。以上优势决定了其适用于快节奏、高机动及高危险性环境中救治危重伤病员，对减少伤死率和致残率有重要意义。

3. 功能不断扩展，适用不同救援环境　由于救援环境多变，某些条件下环境条件恶劣，后方补给困难，伤病员搬运装备的发展具有向多种功能融合的趋势，目的是多种功能相互叠加，一物多用。主要是在标准化基础上，以通用担架为基型，增加附件（如担架轮、气囊、雪橇等），以适应不同地域的需要。国内外常见的有野外病床，即给担架附加支腿或脚轮，固定后作为临时病床，同时配套必要的小型监护救治装备，可形成小型移动式重症监护中心，供伤病员救护、监护等使用。紧急处置手术床或工作台。与野外病床类似，但对稳定性要求较高，既可作担架，又可作机动医院或救护所的工作台，以适应不同地域和救援环境的需要。配置各种附件的担架，如气囊担架、雪橇担架等，"三防"后送袋、增压（增温）型担架等可在核生化、高原、高寒等环境下后送伤病员，还能通过配备凯夫拉材料形成具有一定装甲防护功能的担架。

（二）增加急救复苏功能

各种突发公共事件中伤病员伤情变化大，复合伤比例增多，休克伤增多，除现场处置外，需途中救护。这就给伤病员搬运装备提出了更高的要求。因此，伤病员搬运装备今后的发展趋势之一就是增加急救复苏功能，能在短途后送途中实施一般的急救复苏乃至监护工作。如美国 21 世纪卫生部队使用的一种伤病员后送平台，其伤病员搬运载体主要是担架，但在伤病员的头部上方位置配有小型呼吸机、复苏器及输液装置，可在伤病员后送途中实施输液、监护、吸氧等救治工作，是今后担架发展的方向之一。

（三）多种功能相互叠加

为适应未来突发公共事件应急救援条件恶劣、后方补给困难的特点，伤病员搬运装备的发展具有向多种功能融合的趋势。

1. 野外病床　即给担架附加支腿或脚轮，固定后作为临时病床，供伤病员救护、监护等使用。

2. 紧急处置手术床　与野战病床附件类似，但稳定性要求高。

3. 工作台　担架在不用时，可作为野战医院或救护所的工作台。

4. "三防"担架　在担架上放置一个"三防"后送袋，可在核生化环境下后送伤病员。

（四）适应多种保障地域和伤情

伤病员伤情复杂，必须有专用的工具进行吊运、换乘、搬运与后送，其中海上漂浮式担架、组合担架、舰艇专用担架、航空担架、救护车担架是发展重点。

第三节　伤病员搬运工具的技术要求

一、一般要求

（1）结构简单，展收迅速，适应现场救援环境，特别是适应狭窄环境或污染地域等条件下伤病员的搬运。

（2）不加重伤病员伤情，尽量减少伤病员痛苦。

（3）坚固耐用，使用安全可靠，不带易失落零件。

（4）体积小，重量轻，携带、使用、维修方便。

二、使用性能

（1）伤病员搬运装备应具有较好的通用性，或适合不同救援环境的特殊需求，包括适应海上舰艇内部的狭小空间、飞机和直升机的内部空间、陆地运输工具的内部空间等。

（2）伤病员换乘工具应具有舒适性、可靠性、展收方便性等特点。

（3）伤病员吊带、担架网应适合救援人员使用；操作方便，安全可靠，折叠体积小，重量轻，便于携带。

三、环境适应性

1. 气候适应性　应能在环境温度 –41 ～ 46℃、相对湿度 ≤ 100% 的条件下正常使用。

2. 地域适应性　应根据不同搬运工具的使用对象和功能，能在不同地域内展开使用。如山岳丛林担架、水上漂浮担架及雪地担架等。

3. 时间适应性　展开、撤收时间应与勤务要求相适应。

4. 天候适应性　应能全天候工作。

四、可靠性（耐久性）

可靠性是指伤病员搬运装备在规定条件下和规定时间内完成规定功能的能力，或装备能维持其功能的时间，综合反映了伤病员搬运装备在使用和存储过程中的耐久性、无故障性，应具有较好可维修性、有效性和使用经济性等。同时，材料应具有较好的刚度，强度（一般不低于220MPa）、抗撕裂度、耐磨性、防腐性及防水性等。

五、人机工程学要求

人员使用不当是影响搬运装备使用安全性的重要因素。为此，搬运装备展收应灵活自如，并特别强调做到易学易用，最大限度地减少因误操作而影响安全性能。

六、材料要求

金属材料必须有抗腐蚀性能或经抗腐蚀处理，必须满足基本技术方案的相关技术要求，若采用标准以外的材料，材料的刚度和强度必须满足设计要求。转接部位或连接件若采用不同材料，而材料电位不同时，应有防止发生电化学腐蚀的应对措施。

非金属材料如化纤织物、帆布或其他复合材料必须具有较好的耐老化性能，并符合技术方案的相关性能要求。非金属材料应具有防腐、防霉菌和防水性，以及可冲洗性，对血渍、污渍等冲洗后能很快恢复原状；同时还应有较好的阻燃性能和抗静电性能。

七、标准化要求

设计时，以系列化为基础，尽量做到尺寸规格一致，采用已经成熟或按标准规定要求的零部件或材料、技术。如：设计系列通用担架时，担架的横支撑、把手、布面及加强带、固定带等均采用通用件或成熟技术，折叠担架的担架杆铰链、支腿铰链均采用一致标准，所有材料均采用已经证实比较成熟的材料。

为了提高系统的可维修性和安全性，在设计时，对易损件考虑可拆性、简单化、互换性、标准化等。应具有可拆卸和可互换的特征。

八、主要技术参数确定

1. 负载 一般情况下，伤病员搬运装备的负载不应小于100kg。对于伤病员吊篮，考虑加速重力和伤病员运输过程中的附加设备等问题，应根据情况增加负载参数，如伤病员吊篮的最大负载一般不应小于300kg。换乘工具应根据实际承载伤病员和工作人员的数量和应力计算，确定最佳负载参数，并经过试验认可。

2. 尺寸 结合现役各类运输工具的内部空间、相关技术标准、储存要求、人体舒适度等情况确定，如通用担架的外形尺寸确定为2200mm×550mm×150mm。

3. 重量　总体原则是在确保功能需求、强度需求、结构需求和材料性能的前提下，以体小质轻为目标，至少不能高于标准中规定的重量。

第四节　典型伤病员搬运工具

一、拉具和吊具

（一）伤病员抢运带

1. 结构与用途　伤病员抢运带由国防绿色帆布或化纤织物制成，头端带有钢质扣环，靠中间处有套袋，末端为皮革压边。主要用于阵地搬运伤病员。可单人背，两人抬；拴上雨布、树枝可以拖拉；用于楼道、地下室、堑壕、坦克舱等处悬吊升降伤病员；或抬行担架。

主要技术参数：带长 3500mm；带宽 50mm；重量 0.35kg；负重不小于 70kg。

2. 结构特点

（1）体积小，重量轻，便于携带，适合装备连队卫生员及担架员战时使用。

（2）结构简单，经济实用。

（二）担架网

担架网由尼龙6线绳编织而成。展开后尺寸为1974mm×510mm，自重0.13kg，可负重80kg。主要用于山岳、丛林地带道路复杂条件下搬运伤病员。

使用担架网时，可利用就地取材的担架杆，把网边环套在担架杆上，用网上的绳索捆绑横撑，将两个担架杆撑开即可，也可选用一杆抬行，此时应先将担架网铺开，再将网两端的绳索穿过边环，连接在边绳上，头端环长300mm，足端环长450mm。杆穿过头、中足环。抬人时，可在每两个吊环之间撑上一横杆，以减少对人体的挤压。

担架网的特点：①结构简单，加工容易，成本低廉；②重量轻，体积小，可放在口袋内，便于携带；③坚固耐用，具有较好的防潮、防霉性能。

（三）充气式伤病员换乘吊篮

海上伤病员换乘工具多采用金属或木质骨架的筐架吊运。我国20世纪70年代末研制的充气式伤病员换乘吊篮材质为带尼龙线织物的氯丁橡胶膜，经热压粘结成形的充气夹板样结构，组成5个气室的无盖盒式筐架。四壁厚120mm，底厚250mm。用宽尼龙织带兜底，侧壁附线织带。充气成形后，具有一定的刚性和弹性，能起缓冲作用，伤病员安全舒适，且浮力大，不易下沉，可作水上救生筏。收折后，便于保存和携带。

由于海上舰船舷靠时，两舷高度相差很大，加上涌浪造成船体颠簸，使伤病员换乘困难。这种吊篮是专供换乘使用的工具。当舰船靠在码头时，也可供吊运伤病员使用。

主要技术参数：充气成形后内部尺寸为 2100mm×1300mm×400mm；放气后折叠尺寸为 900mm×700mm×500mm；载运伤病员量为担架伤病员 2 名或坐姿伤病员 8 名；自重为 36.5kg。

（四）援救篮

援救篮（rescue basket）是美国空军和海岸警卫队普遍应用的一种水上捞救器材，为金属结构，有漂浮装置，可供一人坐在里面，以悬吊方式上直升机。这种器材是在直升机不能直接靠近水面，进行水上救援时使用的工具。直升机在一定的高度放下援救篮，并拖到被救者（落水者）身旁，被救者自己爬进援救篮，然后发出上升信号。在提升时，两手抓住篮的两边，由吊升装置将人员吊入直升机内。

（五）森林穿透器

森林穿透器（forest penetrator）是由 3 块可折叠的座板和卷在容器上部的安全带组成。在进行救援时，从直升机上放下，像铅锤一样可通过茂密的树叶下降到地面。被救者将安全带打开，从头、肩套入，放在腋下，再将座板打开骑上，固定好安全带，发出信号，上吊入机。进行水上救援时，森林穿透器上则安有漂浮环，在下放时将其中一叶座板放在下垂位置，并将一条安全带从卷起位置放开，便于落水者使用。

（六）Ⅲ-4 型专用带

Ⅲ-4 型专用带类似于担架带，长约 3.6m，宽 65mm，两端带有弹簧钩，并在距端部 800mm 处有扣环。搬运伤病员时，利用扣环和弹簧钩固定伤病员。可用于搬运伤病员，同时用来将伤病员从舱口拉出或从船舱、坑道、战壕、倒塌等难以进入的地点救出伤病员，也可从高楼建筑上、陡坡等放下伤病员。

（七）拉船

前苏联军队使用的拉船船骨为全金属包钉而成，重量轻，便于滑行。将伤病员用帆布带固定在船上，由救护人员拖拽拉船，也可由兽力拖拽，易于通过雪地、沼泽、森林地带。

二、伤病员换乘工具

伤病员换乘工具主要是指用于伤病员运输工具之间的，将伤病员快速载运、转移、传送的制式工具的总称。

（一）舰艇伤病员搬运工具

与通用伤病员搬运工具相比，舰艇伤病员搬运工具有更紧凑的结构和展开、撤收体积，以适合通过舰艇狭窄的通道、拐角和舱门，也便于在舰艇有限空间中保存；可使伤病员和搬运工具一体化，以防止上下舷梯或垂吊时因滑脱或碰（撞）伤病员。

（二）舰艇伤病员换乘工具

伤病员换乘是伤病员搬运的特殊形式，是在两种载体（如舰与船、舰与飞机）之间进行。由于换乘方式不同，采用的换乘工具也不同。舰船间接触式换乘的主要工具是舰船自备的吊杆、吊具、起重设备和供直升机在舰船上降落的直升机平台等；非接触式水平换乘由各种小艇摆渡和高架索传送来完成；非接触式垂直换乘是通过直升机悬停，施放吊索及吊篮等换乘工具，将伤病员吊入（吊出）机舱后再转移。实施伤病员换乘必须充分考虑装备的可靠性和伤病员的安全性、舒适性。具体包括舰船伤病员换乘吊篮等。舰船伤病员换乘吊篮主要用于乘坐坐姿或卧姿伤病员，实施舰船间的伤病员换乘，也可用于物资的传送、补给。舰船伤病员换乘吊篮可折叠，为椭圆形提篮式结构。由上下篮框、篮把、撑脚、篮框关节、编织网及充气浮囊等部件组成。

（三）马尼拉索法伤病员换乘工具

主要参数：承载面直径32mm，长142mm；引索直径16mm，长100m；需20余人拉索。几乎能在任何气象条件下传送伤病员或重225kg以下的货物。传送人员时可采用吊床、吊板、吊椅或吊座，传送4～5人时用吊台；传送伤病员时视情况选用换乘装置。

三、担架

（一）通用担架

通用担架是指按统一规格制作，适合多种运输工具，且能在不同军兵种间使用的制式担架，并能通过自身展收方式的改变和附加配件形成不同的结构形式，如直杆担架、折叠担架、轮式担架、篮性刚性担架、担架式急救系统、海上浮渡式担架等。

1. 德国军方通用折叠担架　德国军方境外执勤和国内医疗救护中所采用的折叠担架符合北约标准和 DIN13024 标准，收拢尺寸分别为 1920mm×150mm×145mm（两折）和 990mm×130mm×175mm（四折），两种型号的展开尺寸均为 2302mm×556mm×137mm。担架采用铝制框架，承重性高。担架把手可收缩，担架布采用透气性能好、易洗消的材料制成，铰链为实心铰链，同时配有快速伤员固定带和 4 个支脚（图 1-1）。

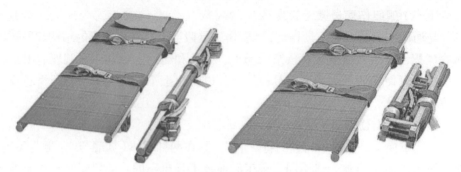

图1-1 两折（左）和四折（右）担架

2. 我国的通用担架　我国典型的通用担架包括3种结构型式：直杆式、两折式和四折式。典型结构如图1-2和图1-3。

3. 法国的八折便携式担架　法国研制的八折便携式担架采用PVC材质制作，标准颜色为橙色或橄榄绿，八折便携式担架质量轻、结构紧凑，重5.0kg，伸缩性强。折叠后高仅500mm，可装入背包或其他设备内，便于携带，特别适于战场使用。展开、折叠较简单，不需要特殊培训和练习，易于掌握，展开和折叠需7～10秒。

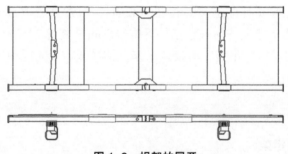

图1-2 担架的展开

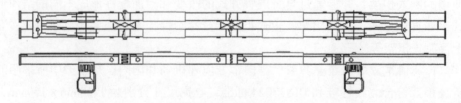

图1-3 担架的收拢

4. 以色列的EMSCompact八折担架　以色列Shoshana金属有限公司研制的EMSCompact八折担架体积小、结构紧凑，非常适用于野外环境，可装在一个背包内携行，也可存放在车辆和其他运输工具内。折叠后，高度仅为50cm，与其他急救担架相比，EMSCompact 八折担架重量轻，仅重5kg。由于使用特殊的结构装置，不需要过多的操作训练，展收简便，仅需 7～10秒（图1-4）。

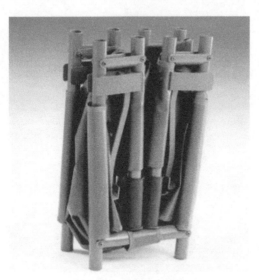

图 1-4　八折便携式担架

5. 美国的 TALON Ⅱ 90C 型四折担架　担架为四折结构，展开尺寸 2286mm×571.5mm×152.4mm；展开后离地距离 38.1mm。折叠尺寸 520.7mm×215.9mm×241.3mm。自重 7.4kg，静态有效负载 816kg。配有人机功效性好的把手、六个输液杆、两根伤病员固定带。担架布采用耐高温材料制作，防滑抗拉、防化学腐蚀，便于清洗及洗消，避免交叉污染。结构上采用自动铰链代替复杂的弹簧构件，零部件可维修，基本构架采用不锈钢制成。担架符合北约标准，是美海军陆战队和美陆军的战术急救担架，还可加装至 M1114 悍马装甲救护车及其他非传统商用车辆之上。该担架只需简单扩展符合人体工效学设计的把手，即可升级为标准化北约战场伤员后送平台（图1-5）。

6. 美国的 TALON Ⅱ 81C 型四折担架　该担架与 TALON Ⅱ 90C 型担架结构基本相同，唯一不同之处是长度稍短（为2057.4mm），重量稍轻（为6.8kg），静态有效负载 545kg，且 TALON Ⅱ 81C 型担架的小型设计适合在电梯和走廊中使用，也是美国特种作战部队的首选装备（图1-6）。

7. 美国的 Raven 90C 型两折担架　该担架为两折结构，展开尺寸为 2286mm×571.5mm×152.4mm；展开后离地距离 38.1mm。折叠尺寸为 1155.7mm×190.5mm×203.2mm。自重 7.5kg，静态有效负载 544.3kg。配有人机功效性好的把手、两根伤病员固定带。担架布采用耐高温材料制作，防滑抗拉、防化学腐蚀，便于清洗及洗消，以避免交叉污染（图1-7）。

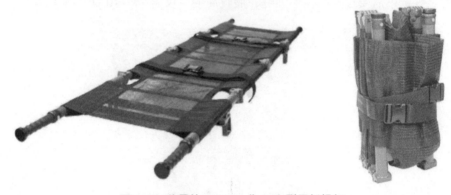

图1-5　美国的 TALON Ⅱ 90C 型四折担架

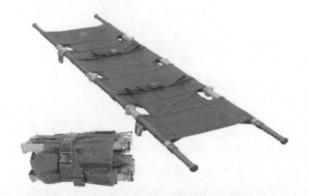

图1-6　美国的 TALON Ⅱ 81C 型四折担架

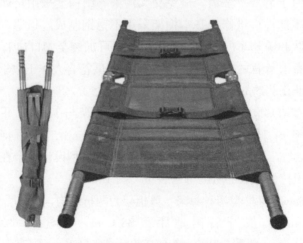

图1-7　美国的 Raven 90C 型两折担架

（二）专用担架

专用担架是指具有特殊结构、能在特殊环境下进行伤病员短途搬运与运送的担架。

1. *海上救援用折叠担架*　美国 Z-Kleen 海上救援用折叠担架的外形尺寸为 2030mm（长）×940mm（宽），由不吸湿的高密度聚酯纤维材料制成，具有超高抗拉伸强度，可折叠，承重能力为 226.8kg。

2. *HNB 真空褥担架*　由前苏联军队 20 世纪 70 年代中期研制，可在地面和雪地上拖动伤病员；可从地下室、坦克、军舰及其他难以进出的地方搬运伤病员；可在掩体、堑壕内采用坐姿和半卧姿抬送伤病员；还可在电梯、后送车辆和山地丘陵地带运送伤病员。适用于外伤严重特别是骨盆和脊椎损伤的伤病员搬运。

真空褥担架由褥垫、底垫、固定绳、真空泵和外套组成。褥垫为弹性不透气涂胶织物气褥，内部填充直径为 5mm 的聚苯乙烯泡沫塑料颗粒。底垫为涂胶增强卡普隆织物，四周安有 6 个提把，上边缘有环孔供穿固定带用。真空泵 HBIIM-10 为活塞式，有脚踏驱动装置，立姿、卧姿（此时用手压驱动）均能使用。主要技术参数：展开尺寸为 2000mm×700mm×200mm；收折尺寸为 350mm×600mm×600mm；真空度为 78.453kPa（0.8kg/cm^2）；固定伤病员时间为 8 分钟；保形时间为 6 小时（每 2～3 小时可重新抽一次气，以便固定可靠，避免意外移动）；使用环境温度为 –30～30℃；自重为 17kg。

担架主要特点：可按照人体轮廓成形以便裹住伤病员；固定牢靠；便于搬运和在后送工具上长时间运送；可在担架上对伤病员进行 X 线检查。使用完毕，应按涂胶材料的处理方法及时洗刷和消毒。长期不用时，应储存在阴凉干燥处，避免阳光直照或与油性材料接触。

3. *充气式伤病员后送背板*　美国 H-H 联合有限公司（H and H Associates, Inc）生产的充气式伤病员后送背板采用尼龙增强的 PVC 材料制作，可在战场、气候等恶劣环境与复杂地形下安全后送伤病员。

背板体积小，重量轻，充气后尺寸为 1980mm×510mm×80mm，重 3.85kg，体积 0.023m^3；坚固耐用，表面覆有很厚的聚亚安酯涂层；可重复使用数百次；便于清洗，光滑的表面不吸收任何污染物；刚性强，充气后不弯曲或变形，最高载荷达 124kg；通用性高，可安全地放置在现有的野战担架和移动手术台之上，并与其配套使用；使用简便，可在 1 分钟内充气完毕并能立刻投入使用；配有紧固带、充气泵等附加装置。

用背板运送伤病员时，可将伤病员直接安全地后送至手术室，无须再将伤病员置换到其他担架上，避免了因额外运动而造成的二次损伤。

4. 脊柱骨折固定板　德国军方装备的 Lifeguard 脊柱骨折固定板采用高硬度聚乙烯，一体成形，防水性能好，主要用于脊柱伤伤员的急救后送，其中包括水上伤员急救。固定板四周设计有 16 个大把手，便于伤员后送。固定板表面模压成形，舒适性好，尾部设计有轻微的角度，便于伤员急救。设计符合 EN1865 标准。X 线透过率达 100%。主要技术参数：外形尺寸 1830mm × 406mm × 55mm，重量 8.8kg，承重最大 200kg，水上急救最大承重 135kg。

5. 雪橇担架　雪橇担架应用甚早，适于深雪地带拖拽伤病员使用，各国型式大同小异。美国雪橇担架由制式担架、雪橇连接器和雪橇组成。备有 2.2m 和 8.2m 绳索各两根，伤病员安全带两条分别用于拖拉和固定伤病员用。主要技术参数：担架长度为 2286mm；担架布面积为 1829mm（长） × 584mm（宽）；担架重量为 6.8kg。

雪橇担架可拆卸分开，可单独使用。应用这种雪橇担架在深雪地带拖运伤病员时，必须注意采取保温防寒措施。

6. 铲式担架　费诺华盛顿铲式担架为美国 FERNO 公司的老牌产品。这种担架有固定式和折叠式。二者最大长度为 2013mm，最短为 1658mm。担架可以伸缩，按伤病员身高调节。用铝合金制造，重量轻。折叠式自重 7.7 kg，固定式自重 8.1kg。担架可分解成左右两部分，靠两端的自动碰锁连接，碰锁由每端嵌入的操作按钮控制，锁键一旦关闭合拢，担架就完全固定。固定式的具有金属铲头，折叠式的是一个带有衬垫头部的（Velcro）闭合部件。

（1）主要特点：①在不移动伤病员的情况下，能将躺在任何位置上的伤病员抬上担架，搬运时头部和脊椎伤的伤病员不会加重伤情；②在医疗单位内搬运伤病员很方便，可将伤病员从病床移到手术台上，也可从手推车上搬到 X 线诊断台上。

（2）注意事项：打开一端，从伤病员的一头插入，把"铲"插在伤病员的体位下，然后扣上开放端。把伤病员原位（原姿势）抬起。也可把担架两端打开分成两半片，分别插入伤病员体位下，然后锁上两端，调整头部，按正常方法抬起。再用担架上的三条尼龙织带固定好伤病员。

7. 组合式急救担架　德国军方装备的 UT 2000 组合式急救担架设计新颖、结构科学、用途广泛。采用两节式设计，可肩背，也可两个同时组合使用，可变成滑橇式担架，还可作为草原、沙漠地区的野营床、直升机吊运床、急救担架，既可用于野战急救，又可用于民防、山地抢救。背带可从工程学角度重新分配，便于肩背。框架用高强度全焊接铝制成。肩式背带使重量分布均匀，直升机吊运方便，4 条背带可吊运 2t 重物，背带可根据人体高度调节选择。带扣由极结实耐用的人造纤维制成。金属材料耐用、抗腐蚀和耐高温、抗放射性污染，插入式管架可调节 3 种高度。外形尺寸为 1800mm×440mm，重量 7kg，最大载荷 140kg，工作环境温度 –50～100℃（图 1–8）。

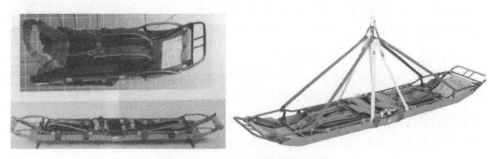

图 1–8　UT 2000 组合式急救担架

8. 高原型担架　我国研制的高原型担架整体上由承压板、防护罩、控制中心和外部附件 4 个部分组成。承压板主要用于承载伤病员。防护罩是形成担架密闭空间的主要装置，保障高原地区伤病员在转运途中的控氧和控温效果。控制中心包含控制器、温度传感器、氧气传感器、气压传感器和控制开关，是高原型担架的核心控制元件。外部附件主要包括支撑件、电热毯、蓄电池、氧气瓶等，起到高原型担架的支撑、供氧、供电等辅助功能。高原型担架的主要技术参数：体表温度控制范围为 33.2～34.4 ℃；防护罩内氧气体积分数控制范围 ≥ 21%；担架总质量 ≤ 10kg；担架总长度为 2400mm，其中承压板尺寸为 1800mm×1500mm×700mm，承重 300kg。见图 1–9。

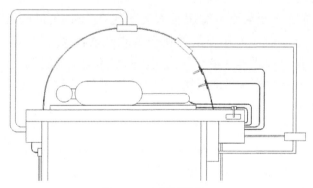

图 1–9　高原型担架

9. 空运漂浮式担架　法国 TRS902 空运漂浮式担架包括一个不锈钢底座（长 193mm，宽 56mm，高 36mm，重量 15kg），一个用玻璃丝加固的聚酯透视板，用来系住伤病员并在骨盆位置用三角带固定。用拔出三个球的办法可使板完全脱离底座，这样更容易将伤病员运到舰船上。为了减少在直升机舱内占有的空间和便于运输,底座设计为可折叠式。在保护头部托架上装有闪光灯的定位系统。铰接式臂杆可将相对于垫子的底座顶部部分分开。这样,担架的侧稳定性及反倾覆性可保证承受中浪（4级）。带吊环的短索和装压载物端与目前使用的相似。在金属底座上已预留了持钩点。

10. **救护车专用担架**　救护车专用担架装置是一种在救护车上使用的特种担架,包括可作为担架车用的轮式担架和普通的轮式担架两种。前者可实现车载与院内转运作业,不搬运伤病员,以减少其痛苦,结构比较复杂。后者可车载,可在平坦地面（如机场）上推行,结构比较简单。

11. **担架车**　美国 Stryker 公司研制的 MX-PRO R3 担架车安全、高效、耐用、便于使用,维护成本低。担架为铝管框架结构,不仅质量轻,还具有较好的载重能力和韧性。在铝材外表涂有抗氧化材料。担架车净重 36.45kg,可承载 270kg 的重物。担架车上设有升降手柄、地面安全挂钩、充气床垫、综合减震系统。两边有可展开放下的护栏,前方有头部固定装置,床垫前方设有可升降的充气靠背、5 个自由滑轮、2 个腿部固定皮带及肩部固定装置、高度调节装置。此外,该担架车还有 2～3 个进气孔、除颤器台、固定氧气瓶等。

EZ-PRO R3 型担架车是基于 MX-PRO R3 型担架车改进而成的,升降柄设计成脚控式,易于操作,结构符合工程学原理。担架框架采用焊接技术和链扣组合,其结构更加牢固,承重力更大。配备的可调轮锁使其在爬坡时更加安全,下坡时轮锁自动锁住,前推时轮锁打开。在靠背头部设有调节杆,伤病员可自行调节靠背角度。

12. **伤病员后送担架车**　德国军方装备的 Carrier EL3000 伤员后送担架车为多功能后送装备,主要用于战场伤病员的紧急后送。配备有超大尺寸的车轮,能够实现在各种恶劣环境下的伤病员的快速安全后送。设计独特,2 人利用该担架车即可完成伤病员的后送任务,大大节省了人力。必要时,该担架车还可作为临时病床或检查床,伤病员无须再移动。收拢后体积较小,能够有效地节约储存空间,适合各种类型的野战担架和脊柱骨折固定板。展开尺寸 1580mm×620mm×860mm,收拢尺寸 520mm×620mm×840mm,担架车车体重量 20kg,车辆重量 4kg,最大承载重量 200kg（图 1-10）。

13. **"三防"担架**

（1）"三防"便携式急救担架:是根据美国军队技术规范及"三防"工作需要设计制作而成。担架本身重 5.5kg,可承重 350kg。担架材料为聚酮醚,对体液、工业化学、核化生制剂有较强的防护性和可洗消性,熔点 334℃,耐磨性强。

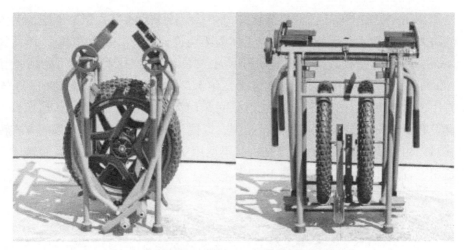

图 1-10 德国的 Carrier EL3000 伤员后送担架车

（2）EMSCompact核生化防护急救担架：是专门按照核生化条件下伤病员抢运的特殊需要研制开发的一种专用担架，完全按照美国军方提供的技术参数设计。承重 350kg，自重 5.5kg，担架面采用网眼织物，具有良好的抗化学腐蚀性能，便于担架受体液、工业化学物质和核生化战剂污染后进行洗消。担架的熔点为 334℃，耐磨性强，采用活动式可调节绑带。

14. 软式担架

（1）Stingray 软式无杆后送担架：美国 Stingray 软式无杆后送担架由防滑、阻燃的耐高温聚丙烯单纤维丝材料制成，具有耐酸碱腐蚀、防潮防霉等特性，便于长期储存。担架四周用网带支撑，配有 2 个固定带用于固定伤员，周围有 6 个承重把手用于搬运，便于后送伤病员。使用时，无须区分头侧、足侧。展开后为 1981.2mm×609.6mm；折叠后为 508mm×304.8mm×508mm。自重 0.7kg，承重 453.6kg，极为轻便，便于携行。该担架无刚性支撑结构，不适用于脊柱损伤伤员的转运后送。见图 1-11。

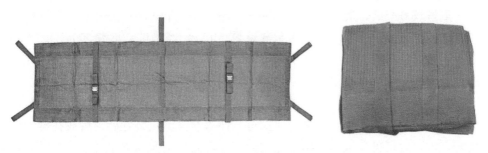

图 1-11 美国 Stingray 软式无杆后送担架

（2）RANGER Sked 战术救援软式担架：与传统双横杆式担架不同，美国 RANGER Sked 战术救援软式担架的主体为柔性符合材料，重量约 4kg，厚度仅 2.54mm，但质地坚韧耐磨。担架展开尺寸 571.4mm×2438.4 mm，可卷成直径 177.8mm、长 571.4mm 的圆柱形固定于背包上，便于携行。担架上设有 5 条固定带用于固定伤员；两侧各有 3 个提手，可采用 2～6 人抬行的方式转运伤员。头侧设有 1 个长 3657.6mm 的可调节拉绳，以便于单人或多人采用拖拽的方式转运伤员。由于该担架无刚性支撑结构，不适用于脊柱损伤伤员的转运后送，也不适用于直升机调运伤员。见图 1-12。

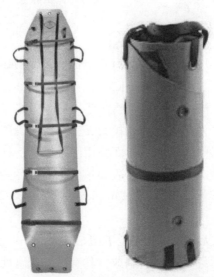

图 1-12　美国 RANGER Sked 战术救援软式担架

（3）软式担架

1）德国的软式担架：Phantom 软式担架为德国 CTC 医疗设备有限公司研制的一种质量最轻、结构最紧凑的救援担架，用于多种场所的伤员救援与后送。重量仅 0.45kg。展开尺寸 1650mm×580mm。折叠后体积较小，外形尺寸 300mm×180mm×37.5mm。最大承载重量 240kg。经测试，承载 227kg 重物 24 小时无损坏。担架上配备有 8 个搬抬把手。担架分为黑色、沙漠色和橄榄绿色三种颜色。

Foxtrott 软式担架主要用于将伤员快速从危险地区撤离出来。具有展收迅速、使用简便、体积小、重量轻、携行方便等特点。包装好后，可放在背囊中携行。需要时可迅速取用。担架左右两侧各配备 3 个搬抬把手及 3 个伤员固定带。此外，通过担架上配备的一体化的拖运绳，可对担架进行拖拉。包装尺寸

530mm×160mm，展开面积2120mm×460mm，自重1.99kg。担架分为黑色、沙漠色和橙色三种颜色。

2）中国的软式担架：我国研制的单兵多功能便携式担架，整体上由可卷曲担架面、绑缚固定装置、拖拉抬运装置、收纳携行装置和战现场急救模块5部分组成。担架面由性能优异的新型材料制成，绑缚固定装置包含头部固定模块、胸部固定带、臀（手）部固定模块、腿部固定带4部分，是将伤病员舒适且有效固定的主要装置。拖拉抬运装置由位于担架两侧及头侧的提手和拖拽带组成，便于通过多种方式转运伤员。收纳携行装置由收纳袋和位于担架足侧的足侧提手、收纳带组成，主要用于担架的收纳和携行。现场急救模块由固定于收纳袋上的4个单兵急救包构成，内置急救装备，以便于第一时间对伤员进行医疗救治。

15. 铲式担架 我国研制的多段铲式担架主要用于特殊环境下对颈椎、腰椎及盆骨骨折伤病员的搬运，可防止伤病员二次损伤。由碳纤维材料一体成型，强度高、韧性好、易洗消。可一分为二，多段展开，便于抓握、携行，后送方便，并且具备心肺复苏按压板功能。使用时无须搬动和改变伤病员姿势，即可对伤病员进行铲固和搬运。展开尺寸1900mm×420mm×60mm；自重约8kg。见图1-13。

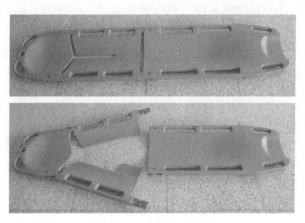

图1-13 多段铲式担架

16. 骨折真空固定担架 我国研制的骨折真空固定担架主要用于多发性骨折、复合伤伤病员的快速塑形固定，以及非医用车辆或飞机实施多处骨折伤病员的转运后送，可防止伤病员二次损伤。采用独特的多腔结构设计，使内部珠粒处于最佳分布状态，担架抽真空后可根据伤病员的身体轮廓塑造成形，实现快速、舒适、有效的固定；气密性好、保暖、耐磨、耐寒的双面压延热塑性聚氨酯（TPU）复合织物作为主体面料，大大拓展了担架的环境适应性；新型骨折真空固定担架不影响对伤病员实施 X 线与磁共振检查。展开尺寸 2100mm×850mm×50mm；自重约 12kg。见图 1-14。

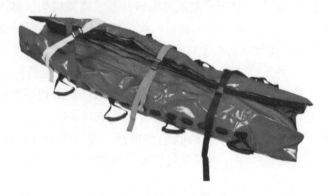

图 1-14　骨折真空固定担架

17. 担架式救护平台

（1）创伤伤病员生命支持与运送系统（life support for trauma and transport，LSTAT）：由美国军队高级研究项目局研制，由担架、担架基座和防护罩组成。在担架基座内装有一套微机系统、微型通气装置、监视器、除颤器、吸引器、复苏液输注泵、脉搏血氧传感器、心电监测仪、血压传感器等。担架上方的有机玻璃罩可构成一个闭式环境单元，为伤病员提供一个舒适的小环境。在野战条件下，整套系统可起术前等待室、手术平台、术后特护、化生制剂防护、生理监护等功能。

（2）便携式生命支持系统（portable life support system，PLSS）：是由美国研制和生产的野战卫生装备，与 LSTAT 类似，除此装备之外还有一个可进行遥测和传送信息的通信系统。担架上配置的计算机系统可从生理监护系统采集有关数据，借以控制自动通气、输液和给药。同时，救援人员可使用计算机系统开展远程医疗，将伤病员的生命指征直接显示在监视器上，传输给远方的医疗专家，便于提供医疗咨询和手术指导。

便携式生命支持系统具有下列功能：①可在战场前沿向伤病员提供创伤救治；②可在伤病员负伤的第 1 个小时内提供先进的创伤救治。

便携式生命支持系统由如下子系统组成：①基座、担架和防护罩组成的生命支持系统；②带有通风装置、氧气气源、温控装置、除颤器和吸引装置等的生命支持系统；③具有计算机局部控制或遥控系统；④可局部或遥控显示患者生命指征的系统；⑤可提供非创伤生理监护的系统，并能给伤病员进行自动和手动控制补液复苏和给药的系统；⑥能遥测和传送有关伤病员生命指征等信息的通信系统和监视屏。担架基座内放置有医疗装备，包括通风装置、除颤器、氧气气源、吸引器、高容量输注泵、低容量输注泵、生理监护系统、直流电池组、电能转换系统、环境控制装置、微机系统、监视器及可进行遥测和传送信息的通信系统。担架上配备的计算机系统可采集有关生理数据，借以控制自动通气、输液和给药。伤病员的生命指征可直接显示在监视器上，或传输给远方医疗专家。

补液复苏系统通过监测伤病员的生理指标，需要时可给予输注复苏液和药物。

便携式生命支持系统的各个组件可十分方便地更换。如传感器、泵、监测器等均为独立的密封组件，每个组件均有一界面接口与系统的计算机联接。一旦这些组件受损或失灵，即可迅速更换新组件。

该系统的担架极易与基座分离。担架上的防护罩可形成一个相对应密封的空间，以便为伤病员提供一个良好的安全环境，并保护其不受化生制剂的危害。

此外，该系统本身至少有一非侵入式温度传感器，用于伤病员的体温及其所处环境的监测。环境温度传感器用于调节温控装置以使伤病员获得理想的小环境温度。

（3）机动特护救援设施（mobile intensive care rescue facility，MIRF）：由澳大利亚 Buchanan 飞机公司研制的以担架为基础的便携式特别监护系统，可监测袖带血压、有创血压、体温、心率、血氧饱和度等生理指标。其部件组成主要有生理监护系统、心电图机、呼吸机、复苏液输注泵、给药用注射泵（syringe pump）、吸引器、除颤器、2 只氧气瓶、可单独连续工作 7 小时的电池组。MIRF 的医疗设备置于担架下方的玻璃钢壳体内，壳体两端为敞开式，便于存放其他医疗器械。

（4）创新型飞行医疗担架系统（careflight ground-breaking stretcher bridge system）：为法国军方现役装备，放置在担架上的多层盘状装置。其部件主要有呼吸机、生理监护系统、除颤器、注射泵、氧气瓶组（有调节阀的 6 只气瓶）、吸引器。其他医疗复苏用装置放置在一个辅助运输背囊内。

（5）机动特护伤病员搬运装置（mobile intensive care patient handling transportation apparatus，MIPHTA）：为美国的专利产品。适用于运送心力衰竭患者，其构成主要有帆布床和可拆卸的托架，携带的医疗装备系连于帆布床支架下。医疗装备包括动脉内球式泵、通气装置、输液泵、生理监护系统、除颤器、伤病员固定系统及电源等。

（6）心肺复苏担架（heart-lung resuscitator litter，HLRL）：为一便携式担架，可进行体外心脏按压、输氧，有一静脉输液杆。美国蓝仕威克（Brunswick）公司研制的 S410LSL 型心肺复苏担架是一种轻型、背板式运送急救系统，能够保证在送往医院的途中对伤病员进行不间断的心肺复苏急救。

该担架军民两用，在救护车上使用时，可对伤病员进行途中心肺复苏急救。该担架由 HLR 心肺复苏机背板、HLR 心肺复苏机、氧气调节系统、氧气瓶、输液架、绑带、食管清除器、头枕、泡沫垫、附件箱和防尘包装袋等组成。重量仅 18kg（不包括氧气瓶），打开后长 2m，宽 0.5m，折叠后厚 0.3m，宽 0.6m，高 1.1m。

HLR 心肺复苏机背板能最大限度地舒展伤病员的颈部，保持伤病员呼吸道通畅；心肺复苏机可维持换气并定量供给纯氧，还可根据伤病员的需要调节胸外心脏按压的深度，每分钟按压 90～100 次；内嵌式氧气调节装置可容纳两个氧气瓶；空气枪可在急救过程中快速清除嘴与喉咙内的各种液体；担架的统一接口使其能与救护车或医院的氧气供应设施相连接；附件箱可储存所有配件。此外，担架防尘包装袋上安装有把手和轮子，一个人即可快速轻松地移动担架，使用简单方便。

（7）救援装置（rescue unit，RU）：由雪地机动车拖运的救护装置。主要设备包括小型伤病员单元和陪护员单元、吸引装置、照明系统、急救包、电池电源、双向无线通话器、加热器、伤病员呼叫按钮及伤病员防护罩等。

（8）飞行担架：飞行担架是以色列科学家研制的远程遥控的担架，名为医疗运送飞行器（med-evacuation aerial vehicle），担架的主要特点是可垂直起降、盘旋，爬升高度达到 3048m，用于营救事故现场的伤病员并迅速将其送往医院。

这种甲虫状的飞行担架装有 4 个轮子，能够应付复杂地形。每副担架最多可容纳 4 名患者和 1 名"随架"医生，最长可在空中停留 3 小时。

飞行担架与无人驾驶飞机一样，在地面专业飞行员的控制下飞行，利用飞行摇杆、担架导航仪器及随架摄像机提供的数据对担架进行操控。抵达目的地后，随架医生或医务人员首先对伤病员进行急救，然后抬上担架，迅速飞往医院接受治疗。

研制"飞行担架"的目的是在"黄金时间"内救治更多的伤病员。研究发现，在事故发生后 60 分钟内接受紧急治疗，重伤病员存活概率最高可提高 6 倍。"黄金时间"加快治疗对伤者非常重要，在被运往医院途中，绝大多数重症伤病员至少需要两名医生以防止出现并发症。

（9）美国紧急救援供氧担架：美国紧急救援供氧担架是一种便携式可折叠的压力容器，用于紧急供氧治疗和在伤病员后送时的供氧治疗。担架与高压氧舱的工作原理相似，通过特定的呼吸面罩为伤病员提供高纯度的氧气。同时，根据需要对整个担架系统进行增压，满足在特定条件下的治疗要求。该担架轻便可折叠，便于携带。当展开使用时，其强度完全符合担架的力学要求。不用时，可折叠成两个结构紧凑的箱子，易于运输。

18. 伤病员后送袋　主要用于核生化武器污染战区的伤病员的搬运，袋体大多采用无机织物并涂有活性炭涂层，有些还可配合担架使用。

EUROLITE 核生化伤病员防护袋是奥地利 EUROLITE 公司与澳大利亚国防部联合研制的专门用于在沾染地区运送伤病员或在洁净地区运送被沾染人员的核生化伤病员防护袋。包装尺寸为 350mm×300mm×8mm，展开尺寸为 2115mm×600mm×300mm，重865g，颜色为橄榄绿色，采取真空包装，便于拆开。该袋采用高性能核生化隔离薄膜，按照标准尺寸制成，设有一个透明窗及伤病员病历袋，配有安全性能高的呼吸系统与国际标准螺纹，可与送风机配套使用。袋身配有把手，便于携行，具有体积小、重量轻、安全性能好等特点。

英国 Telutami 公司生产的 BCSTM 伤病员后送袋是当前世界上最小、最轻的伤病员后送工具，重仅980g，承重量190kg，尺寸2400mm×730mm（展开状态下）或250mm×150mm×100mm（折叠状态下）。主要用于发生大量伤病员而轮式或履带式救护车救护能力不足时的紧急后送情况，情况紧急时还可作为人员的临时掩体。BCSTM 伤病员后送袋可军民两用，并适用于不同环境，如沙漠、北极和丛林等。BCSTM 伤病员后送袋由伤病员帽、伤病员袋、固定带和25（50）mm 的内衬网组成，材料为80g 防水防撕裂尼龙。尼龙有多种不同颜色，上面有镀银涂层，可防止伤病员热量损失，也可视情况添加阻燃涂层。BCSTM 伤病员后送袋可放置在各种标准军事装备上的小袋中，甚至可放入飞行员飞行服口袋中。BCSTM 伤病员后送袋也可作为制式空中医疗箱的组成部分，供空中医疗后送使用。后送伤病员时，伤病员可采用坐姿（2 名救护人员）或俯卧姿（3～4 名救护人员）。

奥地利的 VBS-93 型伤病员后送袋主要用于在污染地域运送受伤人员，未受污染人员或发生核生化警报时也可使用，具有"三防"功能，可配合担架使用。后送袋配备 3 个通气滤毒装置，通过两级开关控制通风，电池和过滤器可在受污染地域进行更换，可通过 SBV-93 通气滤毒装置为伤病员提供干净的空气。后送袋采用拉链封闭，可向两个方向打开，以方便接触伤病员。

美国的阿克伤病员后送袋，充气后可防水，绝热保暖，适用于极冷环境下运送伤病员。

第二章

伤病员院外急救监护运送一体化平台

在应急医学救援过程中，把伤病员从事故现场或医疗条件相对较差的医院转运到条件好的医院进行更好的救治，这种从院前到院内或院际的转运及转运途中的"无缝隙、不间断"的连续救治和监护是不可避免和至关重要的。伤病员在转送途中，会出现各种异常事件或风险。为规范重症患者转运过程，提高转运安全性，减少不良事件发生，2010年中华医学会重症医学分会制定了《中国重症患者转运指南》，明确规定了在实施重症患者转运中对转运护送人员、转运设备、转运的监测与治疗等的要求。很多案例证明：采用具有转运经验的医务人员加上先进的急救转运设备可保证转运过程中监测和治疗的连续性，可防止院前、转运环节中的病情恶化，降低转运相关病死率。

第一节 伤病员院外急救监护运送一体化平台的概念与分类

一、伤病员院前急救监护运送一体化平台的概念

伤病员院前急救监护运送一体化平台（以下简称"一体化平台"）是院前急救过程中物质保障不可或缺的一部分，是一种可为伤病员从一地到另一地的转运过程中提供紧急处置、急救复苏、稳定病情及运送的装置或系统。这种一体化平台通常集成了承载伤病员的担架、多种监护和治疗的设备及独特的控制和显示界面，可集中进行监护和管控各种医疗设备，是将院内ICU病房配置的用于维持生命体征所必需的设备（如呼吸复苏、循环复苏、供氧等）、器械和药品等进行综合微型化集成，从而构成了移动便携式急救监护运送一体化平台。平台具备对重症伤员实施呼吸复苏（如机械通气、供氧、清理气道）、循环复

苏（如除颤、液体输注）和持续心电、血氧、血压、呼吸、体温等信息的监测，可对伤病员的病情进行连续、动态的定性和定量观察，并能通过有效干预措施，为重症伤病员提供规范的、高质量的生命支持。这种一体化平台是实现院前、转运途中、院内环环相扣连续救治的理想装备，它能以最小体积、最轻重量、最低价格完成对重症伤员救治目的，可广泛用于战伤、事故救援、灾害救援等。

二、一体化平台的分类

一体化平台可根据不同交通工具的内部空间进行设计与集成，其结构形式与功能也有不同。从使用环境上看，军队野战环境要比民用应急医学救援用一体化平台在某些技术上要求更严格（如温度环境、电磁兼容环境等）；一体化平台在用于转运成人与新生儿时，对集成的医疗设备技术要求也是不一样的。

（一）按结构分类

1. 整体式　整体式一体化平台是在整体承载框架上内嵌集成相关救治功能模块，实现对重症伤病员综合急救复苏处置的功能。整体承载框架在结构上与通用担架和支撑转运模块兼容，可实现快速系固，担架伤病员无须转接，可直接加载于一体化平台上，整体式一体化平台使用时无须对各个医疗模块进行安装与组合，能够独立以推、抬的方式加载于多种运载工具内，快速投放至急救现场独立展开急救，能附载在多种运载工具内进行长距离运送，并维持后送途中救治的连续性，实现治送结合，将伤员推运至病房。

2. 组装式　组装式一体化平台即各功能模块是相对独立的部分，展开使用时需要进行组装与紧固，并进行必要的电气及气路连接；不用时，可拆卸成独立模块，单独储存和运输。

3. 折叠式　折叠式一体化平台即各功能模块存在必要的电气及气路连接，而不是相对独立的，展开和收拢时，只是对承载框架进行展开卡锁或解锁折叠，便可得到一体化平台的展开使用与储存运输状态。

4. 箱仪一体式　箱仪一体式一体化平台主要由包装箱、急救设备及卡固件等构成，从结构形式上与组装式一体化平台有相同之处，区别在于箱仪一体式一体化平台的包装箱不仅起到包装运输的作用，还可作为一体化平台展开使用时的医疗设备与伤病员支撑平台。箱体可安装在运载工具的地板上，箱体内部配置有供氧、供电模块及药品器材等。收拢后，所有的医疗设备及其附件都能放入包装箱的固定位置。这种箱仪一体式结构，可实现装备储、运、用一体，最大限度地减少安装时间，具有展收、运输、储存方便等特点。

5. **壁挂式** 壁挂式一体化平台是以挂架或挂板的形式，将急救设备和器械通过各种机械手段紧固在挂架或挂板上，挂架或挂板可快速加装于各种交通运输工具的内舱壁，使原本不具备救护能力的交通工具在很短的时间内具备救护能力。

6. **担架附加式** 担架附加式一体化平台是把关键急救设备与器械进行微型化设计和一体化综合集成，是一种集多种急救设备于一体的综合急救系统。系统利用折叠支撑架可直接卡锁在搬运担架或转运床的上方，无须移动伤病员即可进行无缝隙连续监护和治疗。

7. **箱囊式** 箱囊式一体化平台是利用手提箱或硬质背囊把关键急救设备与器械进行微型化设计和一体化综合集成，这种结构形式便于携带运行，适用于应急医学救援车辆不能抵达的地方。

8. **拉杆箱式** 拉杆箱式一体化平台与箱囊式一体化平台有相似之处，只是多了伸缩拉杆和托运轮装置，增加这些组件是为了便于携带运行，可携带到伤病员身边对其进行紧急救治，也可跟随伤病员一起搭载于各种交通工具，可对转运中的伤病员进行无缝隙连续监护和治疗。

（二）按适用范围分类

1. **军用型** 主要技术指标要满足野战环境使用要求，装备颜色一般为军绿色或迷彩色，军队特色比较鲜明，主要是针对成年人研制的产品。

2. **民用型** 技术指标要求不如军用型高，根据适用范围又可分为成人型和新生儿型。在一些紧急医疗救援时，会遇到产妇分娩情况，所以新生儿型院前急救监护运送一体化平台十分必要，且所配备或集成的医疗设备都是适合新生儿型使用的类型，与成人型技术指标完全不同。

（三）按使用环境进行分类

1. **普通型** 普通型一体化平台主要是指能满足一般环境下对重症伤病员实施急救、治疗与转运。

2. **防护型** 防护型一体化平台是一种能适应"三防"医学救援能力的需求装备，通过简单的切换装置可实现正、负压两种反向防护功能。在受污染的疫区启动正压防护功能，污染的环境空气经滤毒罐净化后进入模块内；当伤病员被运送到清洁区时启动负压隔离功能，阻止模块内污染的空气向外扩散。防护型一体化平台具备隔离防护模块，能为伤病员、医务人员及外界环境持续提供安全保障。

第二节　运送一体化平台发展现状与趋势

一、一体化平台发展现状

虽然目前救护车、救护直升机等急救平台已经十分先进，但固定在其内部的急救设备和仪器，不能整套拆卸快速搬运到救护现场，也不能在院内对患者实施科室间的转运。为此，各国率先在移动式重症伤病员救治平台方面展开了研究。

（一）美国

美国于 20 世纪 80 年代研制的便携式生命支持单元是一种担架平台，还可与海军担架、板式担架、通用担架等结合使用，也可在运输工具内部不做任何变动的情况下，放置在救护车、飞机及其他运输工具上。

美国在设计 21 世纪卫生部队时，研制了创伤生命支持与转运单元（life support for trauma and transport，LSTAT），这是一种可加装在单兵担架上的微型 ICU，整套单元由外箱、北约制式担架、氧气或麻醉剂输送管接口、一体化的控制显示装置、氧气发生器、环境温度控制装置、电源、输液装置等组成。

美国 Air Method 公司研制的类似急救单元由伤员装载系统（APLS）、模块化医疗柜（MMC）、重症病员担架及多功能地板系统（MFF）组成，是一种典型的模块化结构。

（二）俄罗斯

俄罗斯军队研制的组合折叠式急救转运一体化平台，也称"积木组合式 ICU"，由三部分组成，即伤员担架、可折叠支撑架及急救模块单元，急救模块单元又分为生命指征监护模块、心脏除颤（起搏）模块、呼吸和吸引模块、气体输送接口、蓄电池和充电模块。

（三）德国

德国军队于 20 世纪 90 年代研制了 3 种类似单元：①重症担架。上层担架躺卧伤员，下面是一个改装的担架，担架上固定有血压计、输注器、心电除颤器、血氧饱和度监测仪、自动人工呼吸及配电盘等。②成套后送装备。与重症担架基本类似，适于长途后送，可以在 1～2 小时安装完毕，在后送中对重伤员进行监护并对并发症进行治疗。③伤员后送单元（PTE）。由两部分组成，即安装于飞机上的 ICU 支撑体和上置设备。

（四）澳大利亚

20 世纪 90 年代末期，澳大利亚 Buchanan 飞行测试服务公司研制的担架为基础的便携式特别监护系统（mobile intensive care rescue facility, MIRF）。可装于救护车、直升机及固定翼飞机上，它是一种模块化结构，可满足不同重症伤员的要求。系统组成主要有自动除颤仪、生理参数监护模块、机械通气模块、复苏输液泵、给药注射泵、负压吸引器、氧气供应模块及电池模块。自带的氧气和电池能够保证系统自持 7 小时，MIRF 的医疗设备置于担架下方的玻璃钢壳体内，壳体为两面开式，并有安全门锁装置，便于保护和存放医疗器材。

（五）奥地利

奥地利军队于 20 世纪 80 年代装备的移动式 ICU 由三部分组成，即伤员担架、运输架和医疗复苏单元。医疗复苏单元上有呼吸机、生命体征监视器、心脏起搏器、吸引器、气体输送接口、蓄电池和充电装置。其结构特点是以担架为基础，利用铝合金框架作为急救设备的支撑与固定，框架结构简单、重量轻。

（六）约旦

约旦军队于 20 世纪 90 年代也装备了一种一体化综合急救平台，其结构特点是以玻璃钢材料成型的承载框架为基础，内嵌集成市购心脏起搏除颤仪、生命参数监护仪、电动吸引器、药液输送泵、氧气瓶及蓄电池装置。

（七）中国

为适应突发灾害事故、载人飞船宇航员的医疗保障与救护及局部战争中伤员现场救护的需要，2003 年我国成功研制了一套直升机机载综合救护装备，ICU 的急救设备包括多功能除颤仪 1 台（包括除颤、心电监护、监测血氧饱和度、监测血压、监测心电图）、便携式呼吸机 1 台、便携式吸引器 1 台、快速气管通气器械 1 包、急救箱 3 个、担架 1 个、铲式担架 1 个、手术器械包 6 个、备用箱 1 个、4L 氧气瓶 1 个、消毒物品箱 1 个、冰盒 2 个、液体箱 1 箱、杂物箱 1 箱。

中国香港飞行服务队救护直升机加装一套综合急救单元，是由外国公司设计的，可用于伤病员转运和生命支持。该急救单元包括除颤监护仪 1 台，急救呼吸机 1 台，吸引器 1 台，输液泵 1 套，双通道注射泵 1 台，氧气瓶 2 个，供电模块 1 套，附件 1 套。

二、一体化平台发展趋势

随着国际社会对灾害医学救援、反恐医学救援及院前急救的日益关注，"现场抢救，连续救治，快速运送"理念已获得各国医疗救治机构、人道主义救援机构等的广泛认同，因此，生命支持装备的快速发展必将成为全球关注的热点。

（一）急救运送结合更紧密

现场伤员抢救后的快速转运及转运途中的连续救治是重症伤员救治链条中最为重要的内容，其核心作用是在受伤后的"黄金时间"内维持其基本生命体征，在运送途中能进行连续救护，为后续救治赢得时间。"途中救治"的概念提出以后，各国都致力于研究移动式生命支持－监护－治疗一体化装备，实现对重症伤病员现场－转运途中－院内转运无缝隙救治。美国等西方国家于20世纪90年代开始陆续研制出自撑式生命支持单元（PLSSU）、创伤生命支持与运输单元（LSTAT）、便携式生命支持单元（LS-1）和移动式重症监护单元（MICU）等途中连续救治系统。这些装备的共同特点是救治模块功能齐全、可搭载机动单元形成远距离后送，一体化急救平台成功研制和使用就是急救运送结合理念的体现。

（二）集成度更高

最具代表性的是美国的创伤生命支持运送系统（LSTAT），为一个整体式微型重症伤病员急救担架，可自动监视伤病员的情况并采取必要的治疗措施，由核生化防护软篷、担架及装有急救监护设施和气体、电气接口的支撑平台组成。优点是功能集成、完善，是一种较为理想的移动式ICU，但价格昂贵（100万美元），工艺复杂，所以美国目前也在寻求研制重量更轻、价格更合理的类似装备。美国的几种担架附加式高度集成综合急救装备代表了美国未来在伤病员院前急救监护运送一体化平台集成化、小型化方面的发展趋势。

（三）高新技术应用广泛

成熟、正在成熟的高新技术正在应用到急救装备的研制中，如无线通信技术、全球卫星定位技术、智能化信息处理技术、机器人技术等。伤病员院前急救监护运送一体化平台运用GPS全球卫星定位、CDMA 1X无线通信、GIS地理信息和计算机网络通信与数据处理等技术，可将伤病员的生命体征等信息进行实时远程传输，并且接收终端能对接收到的信息进行数据处理和分析，可确定系统当前的位置、速度和运行方向等，为诊断和治疗方案的确定提供可靠指导，及时做出相应的准备工作，为挽救伤员的生命节省宝贵的时间。

美国研发了一种自动化战地救援装备，即利用先进的机器人实现救援、转运伤员等整套战地救援程序，集伤员救援、转运、手术和护理于一体，不仅可以提高伤员的生存率，还会大大减少救援人员的危险性，减少非战斗减员。美国陆军坦克车辆研发和工程中心（Tank Automotive Research, Development and Engineering Center, TARDEC）、美国军队远程医疗和高新技术研究中心（Telemedicine and Advanced Technology Research Center, TATRC）、美国国防部高级研究项目局（Defense Advanced Research Projects Agency, DARPA）和美国国防部（Department of Defense, DOD）正在合作研究以下几方面的内容：①为未来战斗系统的伤员救援、无人操作的地面交通工具和多功能后勤机器人提供理论支持；②验证两个或更多的机器人协作救援战场伤员；③开展军民两用的救援、转运、治疗和护理机器人的研发。

第三节　一体化平台的技术要求

一、一体化平台设计原则

一体化平台设计应根据机动快速医疗后送和伤病员紧急救治的现实需求，采取快速拆装、简单实用、价格适宜的设计理念。一体化平台功能设计要适中，以能独立开展对重症伤员急救监护为核心。要能满足现场、转运、入院勤务运作各环节顺利衔接，与现有搬运、转运工具要兼容，救治设备与转运载体集成一体，与患者一起移动，具有很好的移动性。通过微型化、集成化设计，使救治人机界面布局合理，使用方便。设计必备耗材如液体、血液、药物、处置器材携行包与之配套。技术方案主要采用小型化、轻质化、模块化的技术形式，各分系统均可作为单独的模块进行安装，主要原则如下。

1. 小型化、轻质化，运输、储存方便，易于维护，满足快速加装机动交通工具的使用要求，便于充分利用机动交通工具的有效载重。

2. 采用模块化设计，能够简化结构，便于维修更换，易于安装固定。

3. 具有良好的安全性和工艺性。

4. 充分考虑一体化平台的可靠性和环境适应性，确保一体化平台在我国大部分地区使用中工作稳定、性能可靠。

5. 设计应符合相关国家标准和国家军用标准。

二、一体化平台内嵌集成医疗设备功能方案

一体化平台应具备以下救治功能的全部或部分。

1. 自动胸外按压功能。

2. 自动体外除颤监护功能。

3. 心电、血压、体温、呼吸、血氧饱和度等生命体征信息的监护。

4. 急救呼吸、通气、供氧功能。

5. 负压吸引功能。

6. 自动微量输液、加压快速输液功能。

7. 复合伤、多处伤急救处理（包扎、固定、止血等）。

三、质量、可靠性、维修性、安全性及标准化控制措施

（一）质量控制措施

1. 一般要求

（1）所有部件均应按照规定程序批准的图样及技术文件制造。

（2）标准件、配套件均应符合国家有关标准规定。

（3）外购件、外协件必须具备合格证书。

（4）同一型号产品的零部件应具有互换性。

2. 技术性能要求

（1）伤病员院前急救监护运送一体化平台的可靠性、维修性、安全性、人机工程等应符合相关标准。

（2）所用材料、设备及各总成应符合国家相关标准。

（3）所有总成及设备应装配可靠。

（4）伤病员院前急救监护运送一体化平台承载主体和支撑推车应具有足够的强度和刚度，确保伤病员运送途中的安全性；安装固定应可靠，所有的运动件应转动灵活、抽拉方便、操作省力。

（5）集成医疗设备应固定牢靠，便于使用、取放和数据读取。

3. 加工工艺要求

（1）焊接：应严格按照有关标准和设计文件执行；薄钢板一律用二氧化碳保护焊；铝制件应按照 GJB294-87《铝及铝合金熔焊技术条件》执行；焊缝应牢固，不得有漏焊、未焊透、裂缝夹渣、气孔、焊穿、咬边、毛刺、飞溅。

（2）螺栓连接：所有螺栓、螺钉需加弹簧垫圈或采取其他防松的措施。

（3）外露的装饰条、连接件、嵌条、窗框等的选型要兼顾结构合理、美观、色泽均匀一致的原则，外观要求暗光。

（4）冲压：冲压件表面不得有裂缝、脱层、严重压痕、划伤、毛刺式刃口。

（5）电镀、氧化：镀层和氧化层的色泽均匀一致，外露部分不得有剥落、花斑、划痕、凹凸。

（6）涂饰：漆、塑膜表面光滑平整，色泽均匀，不允许有露底、剥落、凹凸。

（7）装配：部件结合严密、平整、牢固，不得有划痕和碰伤。

（二）可靠性

一体化平台的平均故障间隔时间≥240小时，平均故障间隔次数≥50次作业任务循环。

（三）维修性

一体化平台集成急救设备维修配件、维修手册要齐全，结构和电气设计易于维修，必要时要有故障自诊断功能。应采取通用化、系列化、组合化设计，以便维修和更换。采取措施让维护人员在最短时间定位故障，能以最快的速度排除故障。集成急救设备应具有工作状态指示和故障报警措施。

（四）安全性

应遵循 GJB/Z 99-97《系统安全工程手册》和 GJB 900-90《系统安全性通用大纲》或者其他安全性国家标准开展安全设计。

（五）标准化

最大程度采用国家标准、国家军用标准及相关行业标准。在标准化大纲指导下开展工程设计、设备选型和加工制造。

四、一体化平台的作业能力、基本功能和性能

（一）作业能力

1. 一套一体化平台要能够一次转运并处置一名卧姿危重伤病员。

2. 一体化平台可在应急医学救援时承担伤病员的现场急救和后送途中的急救监护任务；可配合各种交通工具加强相应医疗保障机构及机动医疗力量，完成紧急救治和后送监护任务。

3. 展收时间：≤5分钟（2人）。

（二）基本功能

1. 重症伤病员现场急救及转运。

2. 一体化平台可在事故现场和转运途中对危重伤病员实施除颤起搏、机械通气、胸外按压、负压吸引、生命体征监护、输液供氧等紧急救治。

3. 基本性能参数

（1）功能：用于危重伤病员的生命支持。

（2）承载：≥300kg。

（3）重量：≤100kg。

（4）功耗：≤300W。

（5）电源适应性：直流12～32V；交流220～240V。

（6）内置电池工作时间：≥2小时。

（7）内置氧气工作时间：≥2小时。可利用充氧接口快速充氧。

4. 自然环境条件适应性

（1）作业环境温度：–15～46℃。

（2）储存极限温度：–50～65℃。

（3）相对湿度耐受能力：≤95%（40℃）。

（4）抗盐雾腐蚀能力：应能抵抗我国沿海地区盐雾腐蚀环境条件的影响。

（5）防生物侵蚀能力：应能防止各类霉菌、真菌、白蚁和啮齿类动物的有害影响。

第四节　典型伤病员院外急救监护运送一体化平台

一、创伤生命支持与转运单元

创伤生命支持与转运单元（life support for trauma and transport，LSTAT）系统是 20 世纪 90 年代末期，美国华尔特里德陆军研究所和国防高级研究计划局委托诺斯罗普·格鲁曼公司（Northrop Grumman Corporation）研制的以北约制式担架为基础的小型救护装备。后来得到了美国综合集成医疗系统公司（Integrated Medical Systems INC）的资金支持，开始对 LSTAT 装备实施产业化。该系统于 1998 年 6 月通过了美国食品药品监督管理局（Food and Drug Administration，FDA）的批准，具有在伤员后送期间恢复伤员呼吸、维持伤员生命的能力，以便进行野外外科手术和医疗支援。

LSTAT 系统可以提供完善的伤员护理，并能更接近战场或出事地点；患者在用地面车辆、飞机、直升机和船只运送到医院之前及过程中可在野外迅速使其状态稳定。LSTAT 系统引入了许多医疗护理装置。

1. 监测心率和呼吸速率、测定血样和供氧的仪表。

2. 帮助呼吸的输氧装置。

3. 灌药或灌注流质的灌输泵。

4. 清理阻塞的气管或腹腔用的吸引器。

5. 抢救伤病员用的自动体外除颤器。

6. LSTAT 系统记录的伤员医疗数据，可以通过数据链路传到医院或伤员救护中心。

7. 主要技术参数

（1）集成急救设备：急救呼吸机 1 台、多参监护仪 1 台、电动吸引器 1 台、输液泵 1 台、血气分析仪 1 个、3L 氧气瓶 1 个。

（2）电源电压：交流 115V±10%，（60±5）Hz，交流 105～118V，（400±7）Hz，交流 230V±10%，（50±3）Hz，直流（25±5）V。

（3）自持时间：0.5 小时。

（4）移动方式：人工抬行、支撑推车推行、交通工具搭载。

（5）集成主体外形尺寸：2200mm×560mm×330mm。

（6）急救主体重量：78kg。

二、患者转运与生命支持系统

德国 StarMed 公司为德国军方研制的一种患者转运与生命支持系统（patient transport and support system，PTS），由集成主体基础框架、直杆担架、附加可调背板、万向支撑轮结构、急救设备构成（图 2-1）。系统的集成主体基础框架采用玻璃纤维框架结构模式。设计了可伸缩把手，拉伸后方便人工搬运，收缩后减小存储体积。还设计了用于固定制式担架支脚的卡锁机构。集成主体基础框架安装了与北约制式担架规格及尺寸一致的支撑脚，该支撑脚主要用于模块扩展或运输时的固定。系统主要集成急救设备有德国万曼（Weinmann）公司的急救转运呼吸机 1 套、希勒公司的多参数监护仪 1 套、德国贝朗（Braun）公司的输液泵 1 套、2L 氧气瓶 2 个、航空电池 1 组（图 2-2）。

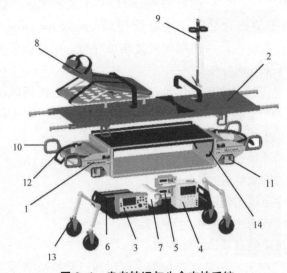

图 2-1　患者转运与生命支持系统

1. 集成主体基础框架；2. 直杆担架；3. 急救转运呼吸机；4. 多参数监护仪；5. 输液泵、注射泵；6. 电池；
7. 氧气瓶；8. 附加可调背板；9. 输液架；10. 可伸缩把手；11. 通用支撑脚；12. 直杆担架卡锁机构；
13. 万向支撑轮结构；14. 可翻转护栏

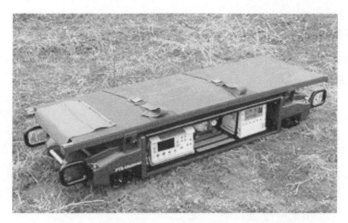

图 2-2　德国联邦国防军患者转运与生命支持系统

PTS 可通过高机动越野急救车运送到战斗集伤点，给重症伤员提供有效的生命支持手段。PTS 可跟随重症伤员一起转乘中型伤员运输车，到达前沿野战外科医院以后，搭载重症伤员的 PTS 可在野战外科医院内部科室推行，重症伤员经过稳定性治疗后，PTS 通过军用小型直升机将重症伤员安全转移到战役层次的野战医院，同样搭载重症伤员的 PTS 也可以在战役层次的野战医院内部科室推行，重症伤员经过专科治疗后，PTS 经过批量伤员运输直升机将重症伤员安全转移到机场的大型卫生飞机，再通过大型卫生飞机用直升机（救护车）将重症伤员安全送到后方基地医院，到此 PTS 完成了它的无缝隙救治和运送功能。

1. 主要特点

（1）结构简单、维护方便。

（2）模块组合方式灵活，可根据转运距离或时间叠加供氧和供电模块。

（3）PTS 的支撑脚与北约制式担架的支撑脚的规格及尺寸一致，运输时固定方式简单，适合多种交通工具搭载使用。

（4）PTS 的抬行把手伸缩设计，可以满足抬行时方便的需求，储存运输时体积小巧。

（5）PTS 安装支撑万向轮，可在野战帐篷医院、方舱医院、后方基地医院内部各科室间轻松推行。

2. 基础模块及主要技术参数

（1）集成急救设备：急救转运呼吸机 1 台、多参数监护仪 1 台、输液泵 1 台、3L 氧气瓶 1 个。

（2）电源电压：直流（24±5）V。

（3）自持时间：0.5小时。

（4）移动方式：人工抬行、支撑推车推行、交通工具搭载。

（5）集成主体外形尺寸：1700mm×560mm×260mm。

（6）急救主体重量：60kg。

三、积木组合式急救转运一体化平台

俄罗斯军队研制的组合折叠式急救转运一体化平台，也称"积木组合式ICU"，由三部分组成，即伤员担架、可折叠支撑架及急救模块单元，急救模块单元分为生命指征监护模块、心脏除颤/起搏模块、呼吸和吸引模块、气体输送接口、蓄电池和充电模块。

1. 主要特点

（1）积木组合式结构，收拢尺寸小，适合军队储存与运输。

（2）急救设备安装牢固可靠、安全防护性好。

2. 主要技术参数

（1）集成急救设备：急救转运呼吸机、多参数监护仪、除颤仪、3L氧气瓶1个。

（2）电源电压：交流115V±10%，（60±5）Hz，交流（115±3）V，（400±7）Hz，直流（25±5）V。

（3）自持时间：1小时。

（4）移动方式：人工抬行、支撑推车推行、交通工具搭载。

（5）集成主体展开尺寸：1800mm×560mm×250mm。

（6）集成主体收拢尺寸：560mm×450mm×850mm。

（7）急救主体重量：85kg。

四、MOVES SLC集成式急救转运一体化平台

MOVES SLC集成式急救转运一体化平台是一种便携式急救转运一体化平台系统，主要用于伤病员后送途中的急救与监护。采用盒式结构，系统集成了呼吸机、供氧系统、吸引器、生命体征监测系统、3台输液泵、1台除颤仪。该平台系统是世界上首款在重症监护单元内集成便携式氧气浓缩机的设备。利用设备自带的供氧系统，可直接将空气中的氧气提取出来，为伤病员提供浓度为85%的氧气。系统重量为20kg，可直接适配于任何担架、车辆、直升机或固定翼飞机等伤病员运送平台。其优点在于无须携带压缩空气罐，重量和体积均为现役装备的50%。

五、便携式体外生命支持系统

LIFEBRIDGEB2T 便携式体外生命支持系统是用于心脏和循环的模块化生命支持系统，由 1 个带心肺旁路回路的一次性患者单元、1 个控制器和 1 个基础单元组成。系统重量 20kg。具有模块化设计、半自动启动和便携性等特点。系统主要包括空气输液预防系统和综合电源。其内置锂电池可连续供电 2 小时以上。

六、担架附加式生命支持系统

我国研发的担架附加式生命支持系统是以重症患者现场急救和连续救治为主的急救平台，具有通气、供氧、快速输液、心电（血氧，血压）监护、气道处理等功能，是一种便携式生命支持单元。外形更小，重量轻，便携性强，与普通担架配合即可形成便携式 ICU，非常适合极端地域和狭小空间使用。

1. 系统具备功能

（1）心电、血压、体温、呼吸、血氧饱和度等生命体征信息监护功能。

（2）急救呼吸、通气、供氧功能。

（3）负压吸引功能。

（4）输液泵自动输液、加压快速输液功能。

（5）自供电功能。

2. 主要技术参数

（1）急救主体展开尺寸：550mm × 300mm × 700mm。

（2）收拢尺寸：550mm × 300mm × 420mm。

（3）重量：满载 > 25kg。

（4）内置气源：两个 3L 氧气瓶，可确保系统用氧时间不少于 2 小时。

（5）展开 / 撤收时间：> 2 分钟（两人）。

（6）供电电源：交流 180 ～ 264 V/50Hz 或直流 12 ～ 32 V。

（7）自持时间：无外接电源情况下供电 2 小时。

（8）功耗：> 150W。

七、跨平台生命支持系统

我国研发的跨平台生命支持系统（图 2-3）集多模式呼吸、多参数监护和微量液体输注功能于一体，采用小型化、集成化与模块化组合的便携手提技术形式。系统可为担架伤病员从事故现场一直到救治链的最后提供不间断的生命支持，解决了伤病员担架换乘时，监护仪、呼吸机等专用急救设备的携带不便、使用不安全等问题。也可与直升（飞）机、船舶、车辆等多种运载工具结合，可与压缩氧气瓶、制氧机、液氧瓶等多种氧源连接，在无外接氧气条件下，也可对伤病员实施呼吸支持。液体输注速度 0 ～ 1200ml/h；呼吸频率 0 ～ 20 次 / 分；呼吸潮气量 0 ～ 1200ml；呼吸模式：辅助同步、强制呼吸等；生理信号监测参数：ECG、血压、血氧、体温、呼吸等；外形尺寸：550mm×255mm×150mm；整机重量约 8kg。

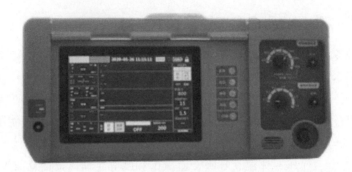

图 2-3　跨平台生命支持系统

第三章

伤病员后送车辆

第一节　伤病员后送车辆的概念与分类

伤病员后送车辆是指配装有急救器材、药品和担架等设施，供陆地后送伤病员并能在后送途中实施急救处理的卫生技术车辆。伤病员后送车辆能够有效缩短伤病员从负伤到获得早期专科治疗的时间，在历次灾害应急救援保障中发挥了重要作用。

经过多年的发展，伤病员后送车辆种类繁多，品种多样，适用于应急医学救援的后送车辆大体分为救护车、简易伤病员运输车、卫生列车三大基本类型。

一、救护车

救护车装备有警报装置和救护设备，是用于紧急救护及后送伤病员的专用汽车。

1. 按载运量　可分为轻型救护车、中型救护车和大型救护车等。

（1）轻型救护车：能载运 1～3 名担架伤病员或 3～6 名坐姿伤病员。

（2）中型救护车：能载运 4～6 名担架伤病员或 8 名坐姿伤病员。

（3）大型救护车：能载运 8 名以上担架伤病员或数十名坐姿伤病员。

2. 按作业功能　可分为后送型救护车和急救型救护车等。

（1）后送型救护车：装备有一般医疗设施，主要用于后送伤病员。

（2）急救型救护车：除装备有一般医疗设施外，另配备有监护仪器设备，可在后送途中对伤病员进行紧急救护。

二、简易伤病员运输车

即在吉普车、卡车上增设若干附加装置,临时改装成后送伤病员的卫生车辆。这些附加装置具有不改变原车结构、体积小、质量轻、安装及拆卸方便等特点。

1. **按担架布置形式** 可分为横式、纵式、纵横混合式。

2. **按结构形式** 可分为分体组合式、可组装的整体支架式。

三、卫生列车

卫生列车是沿铁路线运输伤病员,并能在后送途中施行医疗救护的列车。其特点是装载量大、速度快、后送环境好;能在短时间内疏散大量伤病员,避免灾区医疗阶梯内伤病员的拥挤,提高灾区内医疗救治机构的机动性和收治效率。

卫生列车由重伤病员车、轻伤病员车、隔离车、诊疗(手术)车、厨房(餐)车、工作人员寝车、仓库行李车等车厢组成,有的还编配有办公指挥车、冷藏车、发电专车等车厢。各种车厢按一定位置编组,以便于合理利用车厢,照顾伤病员,开展医疗护理工作。卫生列车有专用(常备)卫生列车和临时卫生列车之分,前者所有车厢根据伤病员救治需要改装,后者除诊疗(手术)车等少数专用车厢外,根据运输伤病员要求临时调配客车、棚车(货车)等车厢组车。

第二节　伤病员后送车辆的发展现状与趋势

一、救护车

救护车(ambulance)英文也有野战医院或流动医院之意,这是因为救护车的出现最初是由于战争的需要。救护车起源于法国,18 世纪末,拿破仑为了救治战争中负伤的士兵,让士兵在马车上装载各种急救药物和急救用品。早期的救护车是一种四轮马车(horse-drawn wagons),这种马车当时被称为ambulance,即救护车。用马拉车,用箱子运人,还有其他必要的急救器材,马车的设计非常清楚地标明了马车只提供运输而不是治疗,它出现于战场上是把战斗中的伤员用这种四轮马车运送到救治中心(treatment centers)。1886 年,由德国人卡尔·本茨(Karl Benz)发明了世界上的第一辆汽车之后,法国人首先将汽车改装成第一辆救护车。1895 年 12 月,法国的帕纳尔埃鲁索尔公司装配了一辆德国造戴姆勒牌(Daimler)发动机的救护车,并在车门上标有"十"字标字，它被称为世界上最早的救护车。1900年7月，法国陆军正式启用救护车运送在战场上受伤的士兵去医院治疗。

限于当时的技术水平，早期救护车较为简陋，只是简单地将伤病员后送工具移植于车辆中，未形成专用车辆。第二次世界大战中救护车已大规模投放战场，成为正式后送装备，并在卫勤保障中发挥了巨大作用。由于战争和平时卫勤保障需要，救护车的研究逐渐步入专业化。20世纪50年代，日、美、英等国纷纷采用不同型号的汽车底盘改装救护车，救护车开始向系列化方向发展。受医疗技术水平的制约，当时的救护车上急救设施欠缺，仅以后送功能为主。对以后送功能为主的救护车一般称为后送型救护车。

目前，国外后送型救护车后送能力较强，尤其发达国家更是如此。主要表现在救护车装备数量充足，装备品种齐全，系列化程度高，可满足不同地域、不同保障层次和环境的要求。

20世纪50～60年代，现代医学和科技的发展提供了新的急救技术和小型轻量、快捷方便的急救监护仪器及设备，从而使伤病员快速急救与后送在技术上得以实现。在此条件下，救护车的发展有了质的飞跃，"急救型"救护车得以诞生。

"急救型"救护车是国内外近年来的重点发展对象，目的是适应现代应急灾害现场救治和途中紧急救治要求。国外"急救型"救护车一般配有急救医生，并且对"急救型"救护车的标准都有明确的规定。

我国的救护车早期大多是在面包车或轻型旅行车的基础上加以改装，多为后送型救护车，一般配置担架床、氧气瓶、输液挂钩和急救箱等设备设施。由于当时我国汽车工业基础相对落后，救护车普遍存在急救设备设施欠缺、行驶性能和可靠性差等问题，品种单一、缺乏急救型救护车。我国"急救型"救护车的发展滞后于发达国家，尚未建立有关"急救型"救护车的专业标准，仅在汽车行业标准QC/T 457-2001救护车标准中对"急救型"救护车的医疗室内部尺寸和内部设施做了相应规定。

进入21世纪，随着我国国力的增强、汽车工业和急救医学技术的高速发展，我国的救护车无论在车辆性能、急救设备设施配套方面，还是在品种、质量方面均得到了较大的提升。2000年，我国成功研制了越野型急救车，该车由越野汽车底盘改装，每次可运送2名担架伤病员，配有除颤监护仪、急救呼吸机、吸引器、氧气瓶、急救箱等急救设备设施，可在应急灾害现场和后送途中对伤病员实施紧急抢救，具有较强的机动性能和越野能力，在汶川地震等应急灾害医学救援中发挥了重要作用。近年来，为满足院前急救、灾害现场医学救援的迫切要求，我国又相继研制成功了多款高级重症监护型救护车，除具备止血、包扎、固定、通气功能外，重点提升了现场心肺复苏和生命支持综合救治能力、重症伤病员转运途中不间断生命支持与救治能力和应急外科手术前伸治疗能力，大大提高了重症伤病员的救治。

经过多年的发展与应用，救护车技术已非常成熟，成为应急灾害医学救援、平时伤病患者健康保障的重要工具。随着现代急救医学技术、通信技术和汽车工业技术的进步和发展，提高救护车的机动能力、现场急救处置能力和医疗信息传输能力将成为未来救护车发展的新趋势，以适应院前急救和应急灾害医学救援的要求。

二、简易伤病员运输车

简易伤病员运输车主要是为了满足战争伤员运送需要而应用和发展，是伤病员后送工具的重要组成部分，多见于军事装备。

从第二次世界大战以来，许多国家的军队开始利用"附加装置"将卡车、吉普车或大客车改装成简易伤病员运输车。美国、前苏联、德国、挪威军队都装备过"附加装置"，有的还将采暖装置包括在内。

在改装简易伤病员运输车之初，仅强调了其后送功能，而对振动、装卸担架伤病员及护理的方便性及附加装置在车厢内的安装、固定方式等人机工程因素考虑得较少。如美国"伤病员后送工具教范"中介绍的1.25t载重货车型（可装5副担架伤病员）、2.5t载重汽车型（可装12副担架），担架纵横排双层混合布置，担架固定均靠车厢栏板及座椅，基本无附加设施。德国军方也研制生产了一种类似的0.5t吉普车后送附加装置，外形尺寸为1800mm×1200mm×750mm，重75kg，直接加在吉普车尾部，可后送两名担架伤病员，该简易救护车可取代0.25t救护车。我国研制的62式汽车担架的结构也十分简单，为双横梁结构，上横梁两端穿越侧栏板的花栏，刚性与栏板连接，下横梁直接放在底板上（有两个支脚），两端靠自撑紧装置顶紧在侧栏板上，总质量33kg。

鉴于运输车在不能满载的情况下平顺性较差的特点，有些国家在研制"附加装置"时将此列为重点。前苏联军队曾装备过"横梁式"附加装置，上层担架置于横梁上（3副），下层担架（3副）悬吊在横梁的吊臂上。两根横梁两端设有橡胶弹簧减振装置，据称减振效果十分理想，可衰减50%以上的振动能量。

我国的某型附加装置为三层担架托臂结构，主要由担架支座1、减震架2、转轴3、加紧支座4、卡子5、夹板6、立柱7、转臂8、方轴9和橡胶元件10等构成。托臂设有担架减震，内装橡胶弹簧（元件），具有较好的减震效果（减少震动参量 30%）。该附加装置还设计附有一套利用废气余热的"热管换能管"，适合寒区使用。附加装置为前后支撑架分体式结构，两侧的立柱靠两个卡子穿越花栏与侧栏板连接在一起，采用螺栓和压板式固定装置，安装拆卸不太方便，且总质量较大（160kg），搬运费力。

20 世纪 70 年代以来，附加装置的结构型式开始发生变化，由简单、零散的装置向可组装成独立式担架支架转化，同时要求整体牢固可靠，在车厢内的安装固定方便，担架装卸方便。

独立式担架支架可分为 4 种结构型式：①三层担架托臂、两点固定底座限制式，挪威"多功能担架"属此种类型。②双层担架托臂带滑槽结构，通道上临时可放置 2 副担架（共 6 副）的型式，这种结构适用于"运送型"救护车或临时性救护车，可放 6 副担架，也可乘坐 6～8 名轻伤病员。缺点是结构较复杂。③是中央独立支架式。④靠担架自身（"多功能担架"）的支脚与担架支杆相互连接成多层（2～3 层）结构，在车厢内形成一个不依赖车厢的独立式担架系统。

经过几十年的研究和发展，改装简易伤病员运输车用附加装置已趋于成熟。相对船用、飞机用附加装置，车用附加装置装备量大，普及面广，因此增强车用附加装置的其他载体适用性成为新的发展趋势。

三、卫生列车

英国在 1853 年克里米亚战争中使用了铁路列车运送伤病员。第二次世界大战后，英军用于运送伤病员的列车由皇家运输部队控制，由卫生部队医护人员管理。列车上装备有可在运输途中对伤病员进行治疗的必要设备，对重伤员和轻伤员实施车内救治。美国用于伤病员后送的列车始自南北战争时期（1861—1865 年），车型既有临时改装的棚车，也有专用车辆。第一次世界大战期间（1914—1918 年），美国开始发展专用的后送列车。第二次世界大战期间（1939—1945 年），美国建造的专用列车数量、技术及运用规模均达到高峰。专用列车由 10 节车厢组成，包括 2 节病员包扎车厢，5 节病员车厢，1 节行李车厢，1 节餐车和 1 节员工车厢，可运送 180 名担架伤病员。配有专用手术室，特殊情况下列车可紧急停靠完成简单的清创、缝合手术。之后，其救援逐渐以直升机快速运载至航母和基地医院，第二次世界大战期间使用的专用列车多闲置废弃。目前，俄罗斯配备有 3 列医疗救治设备较为齐全的卫生列车，分别是健康号，内科医生马特维·姆得罗夫号和外科医生尼古拉·彼位科夫号。每列卫生列车由 8 节定制专用的旅客车厢组成，承担着平、战时医学救援任务，称为军队流动的咨询－诊断－治疗中心。法国、日本和原西德曾装备了专用的伤病员运送列车,可一次性分别运送 300～400 名伤病员。

卫生列车具有载运量大、速度快,能在短时间内疏散大量伤病员等特点。因此,很多国家都发展了卫生列车。如原西德为加强伤病员后送力量,曾为联邦国防军装备了 30 列卫生列车,部署在北约北方和中央军队集群地带,每列有机车 2 台、专用车辆 11 节,可后送 350 名重伤病员和 150 名轻伤病员。

20 世纪 60 年代末,为了改善大批伤病员后送的条件,提高救治效率,适应战争需要,重新研制、改装了重伤病员车厢和诊疗(手术)车厢,并从使用编组上做了修订,每列以 12 节左右的车厢组成,载运量一般为 300～400 名卧姿伤病员,并且可根据情况,适当加挂车厢,增加载运量。同时,为减少平时专列的储备,又保证战时或救灾时大批伤病员后送的需要,除保留现有少量专列外,在使用编组上,逐步采用以改装的诊疗(手术)车为基础,与客运列车相结合编组的卫生列车。

20 世纪 70 年代以来,我国在唐山、汶川等抗震救灾中曾多次应用卫生列车进行跨地区伤病员运送,发挥了重要作用。特别是唐山抗震救灾中,全国调用了专用卫生列车和临时卫生列车数十列将灾区数万名伤病员送往全国各地。海城抗震救灾时,专用卫生列车成了临时野战医院,接收当地军内外医疗队及医院转来的危重伤病员,进行及时处理。在 2008 年汶川抗震救灾伤病员大规模的跨省后送中,卫生列车也发挥了重要作用。

目前,我国的卫生列车主要包括普通列车改装的"和平列车"卫生列车和利用动车组列车改装的动车组卫生列车。

第三节 伤病员后送车辆的技术要求

一、救护车

救护车的种类繁多(有轻型、中型、大型之分),但以轻型救护车应用最为广泛,因此在叙述主要技术要求时,仅以轻型救护车为例。

(一)一般要求

1. 环境适应性 考虑到我国地理、气候的特点,救护车应具有在我国绝大部分地区保持正常工作的能力。为此按照 QC/T 457—2013《救护车标准》中的相关规定,同时参考美国同类救护车关于环境适应能力的规定,救护车在下列综合条件下应能正常工作。

(1)海拔 3500m 以下。

（2）环境温度 –41 ～ 46℃。

（3）相对湿度 95% 以下。

2. **车辆动力性指标** 该项指标的确定除了参照国内外同类标准中的相关规定及国内外同类救护车的动力性指标外，还应考虑到国产相应吨位汽车底盘的水平。

鉴于对救护车的最高车速要求并不高，一般规定为 90 ～ 100km/h；最大爬坡度，按我国现行相近吨位底盘的越野汽车情况（50% ～ 60%），将该指标规定为 50% ～ 60%；加速性能可参照 QC/T 457—2013《救护车》标准中的相关规定，即原地起步连续换挡通过 400m 所需时间不大于 30 秒。

3. **车辆通过性几何参数** 为提高救护车在野外条件下的通过能力，除提高车辆的动力性之外，还要有合理的相关几何参数，其中主要有最小离地间隙及接近角与离去角。

按照我国相近吨位底盘的基型车的情况及 GJB 79A–94《厢式车通用技术条件》规定，将救护车通过性几何参数规定为：最小离地间隙不小于 220mm，接近角不小于 35°，离去角不小于 26°。

4. **可靠性与可维修性指标** 我国 GB/T 13045 轻型客车技术条件中的规定如下。

（1）平均首次故障里程（MTTFF）应不少于 2000km。

（2）平均故障间隔里程（MTBF）应不少于 2500km。

（3）首次大修里程不少于 100 000km。

鉴于救护车的结构复杂性，其出现故障的可能性要比轻型客车大。同时考虑我国汽车工业的水平，可对此项指标取值略为降低，即 MTTFF 不少于 1500km，MTBF 不少于 2000km。首次大修里程同 GB/T 13045 的规定。

5. **车厢隔热性能及密封性能**

（1）隔热性能：为保证救护室内的微气候（高温及低温条件下的温控指标），除合理选择采暖及空调装置的容量外，还必须对车厢的隔热性能提出具体要求。根据多年救护车寒区试验推论，认为车厢传热系数＜ 2.5W/（m² · ℃）即可满足要求。

（2）防尘密封性：参照 QC/T 474—1999《客车防尘密封性限值》中对轻型客车的要求，救护室的密封度应大于 95%。

（3）防雨密封性：在地面降水强度极值条件下，驾驶室及救护室的门、窗、孔口的缝隙处无滴漏，顶棚及各壁无渗出。

（二）人机工程要求

1. **行驶平顺性** 为减轻路面不平度造成的震动和冲击对伤病员的影响，救护车应具有良好的平顺性。

对驾驶员座椅及乘员座椅的平顺性指标，可按 QC/T 474—2011《客车平顺性评价指标及限值》中对于轻型客车的评价指标进行评价，即在车速为 50km/h 的柏油路上降低舒适限 TCD ≥ 0.8 小时。

2. 救护室内微环境指标

（1）室内外温差及供热量的规定：救护室的采暖及保温性能应能保证在外界环境温度 −41℃条件下伤病员不会冻伤。因此按照卫生学要求，室内温度应在 5℃以上，即室内外温差应不小于 46℃。同时为防止冻伤和提高舒适性，还要求升温速度要快，即行车 30 分钟后应能达到额定升温指标。另外，对救护室内温度的规定指的是平均温度，因此规定救护室内的区域温差不大于 5℃，为实现这一指标，应在保证供热量的同时，合理组织气流。

（2）降温指标：对有降温要求的救护车需要设置空调器。参照一般空调客车的要求，在外界环境温度 40℃左右条件下，救护车舱室内外温差为 6 ~ 8℃即可。

（3）微风速：对于装空调的车辆来说，为了防止冷风直吹时造成的不舒适和风速过大（如所谓的"穿堂风"）造成的不舒适，国内外一般客车规定微风速为 0.25 ~ 0.5m/s。因此，一般规定救护室内的微风速为 0.2 ~ 0.5m/s。

（4）通风量（或换气次数）：一般客车每人新鲜空气供给量的指标为 20m³/h，对于以后送伤病员为主要功能的伤病员后送车辆，这一指标应适当加大，可选择每人 30m³/h，并按救护室内的乘员数计算通风量或换气次数。

（5）CO 浓度：此项规定主要是为了限制由于车厢密闭不好造成汽车尾气的渗入超过安全允许值，同时也为防止采用独立燃油加热器时废气对车厢的空气污染。我国救护车标准 QC/T 457 无此项规定。参照美国军用前线救护车标准对 CO 浓度的规定（不超过 50×10^{-6}），以及我国工业暴露安全限值（每天 7 ~ 8 小时，每周 40 小时，CO 浓度不超过 50×10^{-6}，一般规定救护车舱室内的 CO 浓度不超过 50×10^{-6}。

（6）光照度：救护室内应有适当的光照度。一般光照度应不小于 40Lx，担架工作面的光照度应不小于 200Lx。

（7）噪声：救护车舱室应隔音良好。车辆以直接挡 50km/h 匀速行驶时，汽油机驱动的救护车室内噪声应不大于 75dB（A），柴油机驱动的救护车室内噪声应不大于 82dB（A）。

（8）人–机空间及操作方便性要求：担架的布置、内部设施及其布局合理，以保证后送伤病员安全、装卸担架伤病员操作方便、医疗护理操作方便；同时，担架支架、车厢后门、过道、车厢内高和空间等应保证担架伤病员上下车操作快捷、医护人员操作方便。

（三）配置和内部设施要求

应设置救护室，并与驾驶室分隔开，救护室应设有后开门。

根据 QC/T 457 救护车标准的规定，"后送型"救护车应配备如下设施：输液瓶吊架，氧气瓶（或氧气袋）及输氧管路，药品器械柜，担架，污物存放器，灭火器；"急救型"救护车除配备"后送型"救护车规定的设施外，还应配备如下设施：换气扇，电源插座，消毒灯，洗手池（可选装），呼吸机，除颤器，起搏器，监护仪，通信设施（可选装）等。

二、伤病员后送附加装置

伤病员后送附加装置主要用于战时将载货汽车、轻型越野汽车等临时改装成后送伤病员的专用车辆，一般应满足如下战术技术要求。

（1）不改变原车结构。

（2）体积小、质量轻、安装及拆卸方便，2人能够搬运，2人能借助简单工具快速安装、拆卸。

（3）担架固定可靠，担架装卸操作方便。

（4）担架支架应有较好的刚度和强度。

（5）为保证后送伤病员安全及装卸担架伤病员操作方便，下层担架至车厢地板垂直距离、担架层间距、上层担架距车厢顶篷的垂直距离应设计合理。

（6）为了提高伤病员的乘卧舒适性、平顺性，附加装置应设有担架隔震装置。

三、卫生列车的主要技术要求

卫生列车由各种不同车厢组成，每种车厢所完成的工作任务差别很大，因此具体要求也很不一致。对于整列车而言，一般战术技术要求大体如下。

（1）平战结合。平时作客运列车或运兵车，战时便于后送伤病员。

（2）每列编制机车1台、重伤病员车2节、诊疗（手术）车1节、轻伤病员车至5节、餐车（兼办公、会议）1节、贮藏车（仓库车）1节、工作人员寝车2节。全车载运量为卧姿伤病员300～400名。

（3）手术救治范围主要是对胸腹及四肢伤病员施行急救手术。

（4）车厢内部设备及其布局合理，便于担架通行与上下，医疗护理操作方便。

（5）车厢内微气候状况及照明，符合卫生学要求。

（6）各种结构牢固可靠，后送安全，使用方便，经济美观。

（7）列车上应设置有无线通信、车内有线通信及远程医疗设备。

第四节　典型伤病员后送车辆

一、救护车及急救车

1. 美国 M997 型救护车　车身和顶篷采用具有防弹能力的凯夫拉纤维材料做衬里，顶篷装有空气过滤系统，使伤病员免受核生化污染物的伤害。车内配有一台便携式心脏监护器，一台吸引复苏器、脊柱板、外科器材、氧气装置和空调器等设有温度调节装置，在车厢外侧安装了一台 3 万英国热量单位（1kcal=3.969But）的柴油加热器和一台 2 万英国热量单位的空气压缩机。装卸伤病员方便，可后送 4 名担架伤病员，2 人通过活动斜板很容易帮助伤病员上下车；机动、越野能力强（图 3-1）。

主要技术参数：自重 2295kg；车辆总重 3870kg；驱动方式 4×4；最大负载 1134kg；外形尺寸 4570mm×2150mm×1750mm；离地间隙 0.406m；轮距 1.81m；轴距 3.3m；接近角 69°；离去角 45°；最高时速 105km/h；最大爬坡度 60%（约 33.4°）。

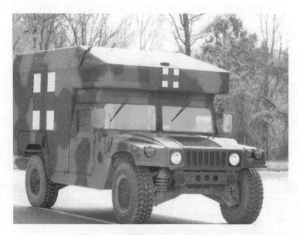

图 3-1　美国 M997 型救护车

2. 美国斯特瑞克装甲急救车　美国的新型斯特瑞克（Stryker）装甲医疗后送车，可为医务人员提供与作战部队相同的机动性和防护性，便于医务人员直接到达一线阵地抢救伤员。该装甲医疗后送车可运载 6 名坐姿伤病员或 4 名担架伤员。随车乘有 1 名司机、1 名车长和 1 名医务人员。乘员均为经过严格训练的具有军队职业资格的健康护理专家。

该车的独特担架升降系统减少了搬运伤员所需的人力。担架升降装置将伤员滑行送至车辆中央的托板后，可自行滑回原位。车内螺旋起重机的两个机械手最后将伤员提升至指定位置。当只运送坐姿伤病员时，提升装置和支撑柱可垂直装载。车中央的医务人员座位可保证医务人员能同步观察伤员的病情。在车地板上配装有 4 个 425L 圆形氧气瓶，通过输气管与所有座位和担架连接在一起。

3. 美国布雷德利装甲救护车　美国的布雷德利装甲救护车由 M2A0 型布雷德利战车改装而成，拆除了炮塔，车顶加高约 0.33m，油箱移到车外后方。配备卧姿伤员输氧系统、生命指征监视系统、呼吸机等，还可接入 MC4 系统。可运载 8 名伤员，包括 4 名卧姿伤病员和 4 名坐姿伤病员。

4. 德国狼（Wolf）式 G270 CDI 型越野急救车　一种无防护装甲的轮式急救车，采用奔驰 G 级越野底盘，发动机为 270CDI/115kW，最高时速 120km/h，整车质量 3800kg，有效载重量 400kg，长 4.65m，宽 1.75m，高 1.91m，油箱容量 96L，续驶里程 500km，转弯半径 14m，可通过 MTCH53 运输直升机和 C-160 协同（TRANSALL）运输机进行空运，既作为卫勤部队专用急救车辆，也可作为空中机动医生组（也称急救医生组）的专用急救车辆。一次可后送 1 名卧姿伤病员。该车装备于一般卫生部队及空降部队的机动医生组。一个空中机动医疗组装备 2 辆，一辆用于在行动驻地运送医务人员，另一辆用于装载该组的卫生装备和运送伤病员。车上装备有先进的卫生装备，并随车乘有 2 名医护人员（1 名急救医生和 1 名急救医助）。

5. 德国 2t 越野急救车　德国军方所采用的急救车是 20 世纪 90 年代专门为机动医生组（也称急救医生组）研发的 2t 越野急救车，该车为 4×4 越野急救车，主要用于现场危重伤员的初步救护及稳定伤情，可同时救治和后送 2 名卧姿伤员。整车重量 7.5t，有效载重量 2.0t，发动机功率 100kW（136PS），最高时速 80km/h，长 5.73m，宽 2.34m，高 3.20m，接近角 46°，离去角 45°，油箱容量 160L，续驶里程 600km，车上装备有最先进的急救卫生装备，能够在伤病员后送途中实施高水平急救操作，具体包括吸引器、人工呼吸机、除颤器、心脏起搏器、脉搏血氧测定仪、监护仪、抗休克裤、三针管注射泵、铲式担架、真空垫、插管器械、呼吸系统急救箱、循环系统急救箱、各种药品及包扎材料。车厢上设有两扇后门和一个侧门，下层的两个卧位可调节成抗休克体位，装备营、旅、师。

6. 德国杜罗 3（DURO 3）轮式装甲急救车　由 6×6 高机动多用途轮式装

甲车改装而成，车身为厢式结构，整车长6490mm，宽2460mm，高2830mm，整车重量12.5t，车内可用空间约15m³，有效载重量5.5t，最高时速100km/h，燃油续驶里程约700km，爬坡度60%（约33.4°），接近角47°，离去角47°，转弯直径17m，最多可搭载14人。所采用的发动机为高压直喷、涡轮增压与增压气冷式六缸柴油发动机，转速2400～2500r/m，功率184kW，排放标准达到ERUOⅢ标准。由于DURO3能够有效地防地雷，对于地面部队而言，用DURO3替代现役的软篷车辆，能够更好地保护地面部队。

DUR3装备了所需的急救卫生装备，主要为1副主担架、1副铲式担架、1个真空气垫、2个骨折固定座椅、1台移动式供氧设备（生命基础Ⅲ型）、1台固定式供氧设备、1台移动式吸引器、2个脉冲测氧计、1台压力输液设备、1台除颤仪（Zoll M型）、1台心电监护仪（Propaq型）、1台体外心脏起搏器、1个呼吸急救箱、1个血液循环急救箱、1台真空注射/输液两用泵、1套插管装置和1个外科手术急救台。

该车具有模块化程度高、机动性和灵活性强等特点。由于采用模块化设计，此种多功能车辆能够很快配置成各种车型，以满足不同卫勤任务的需求，可用C-130大力神运输机、C-160协同运输机或空客A400M进行空运。该车在伞兵部队和山地步兵部队应用，可后送1名卧姿伤病员、2名坐姿伤病员和1名救护兵。

7. 德国狐式机动医生组（Fuchs_BAT）型轮式装甲急救车 为6轮驱动（6×6）装甲车，主要用于战场伤病员医疗后送和途中紧急救治，一次能够后送1名需要重症监护的卧姿伤病员或2名坐姿伤病员。该急救车净重17t，有效载重量2t，最高时速96km/h，载乘3名士兵，发动机功率235kW，长6.88m，高2.30m，宽2.98m，油箱容量390L，续驶里程800km，转弯半径17m。具有防弹、越野性与涉水性好等特点，适合在恶劣环境下作业。车上配备的医疗设备与地方救护车类似，主要包括1套真空医用床垫、1台除颤仪、1台监护仪和1套全自动急救呼吸机。此外，随车还配备1名经过专业培训的经验丰富的急救医生和1名急救医助。该车亦可作为救护车，一次能够后送4名卧姿伤病员或2名卧姿伤病员和3名坐姿伤病员。

8. 德国狐式机动医生队防地雷/简易爆炸装置（Fuchs_IED）型轮式装甲急救车 与狐式机动医生队型轮式装甲急救车结构与功能类似，也是6轮驱动（6×6）装甲车，主要用于战场伤病员医疗后送和途中紧急救治，一次能够后送1名需要重症监护的卧姿伤病员。该救护车净重22.5t，有效载重量2.1t，最高时速92km/h，载乘3名士兵，发动机功率235kW，长6.95m，高2.31m（含天线3.9m），宽3.10m。该车装备有高强度防护装甲，能够有效抵御地雷和简易爆炸装置的袭击，为伤病员的医疗后送提供最安全的保障。其配备的医疗设备能够确保将需要重症监护的卧位伤病员安全地后送至急救站或急救中心接受进一步治疗。

9. 德国牦牛（YAK）式轮式装甲急救车　是一种高机动、防护型装甲急救车。该车配备有高等级防护装甲，可有效抵御地雷等爆炸冲击，能够为随乘人员和伤病员提供最佳防护。该车长 6.71m，宽 2.43m，高 2.92m，整车重量 13.5t，有效载重量 5.5t，最高时速 106km/h，随乘 3 名士兵，发动机功率 2400 ～ 2500U/min 时 184kW（245PS），可用 C-160 协同运输飞机和 C-130 大力神运输飞机空运，一次可运送 1 名卧姿伤病员和 2 名坐姿伤病员。该车的防弹和防雷性能优于 DUR 3 急救车，也可作为伤病员后送救护车。

10. 德国鹰Ⅳ（Eagle Ⅳ）式轮式装甲急救车　于 2003 年推出首辆原型样车，十分突出。

防护型鹰Ⅳ式轮式装甲急救车属于鹰Ⅳ装甲车的一种新型变型车，主要用于重症伤病员的后送和途中紧急救治。全重 9.5t，长 5.40m，宽 2.50m，高 2.27m。动力装置为康明斯涡轮增压柴油发动机，最大输出功率可达到 184kW，传动装置为阿里逊 5 速自动变速箱，配装特有的"迪里恩（DeDion）"轮轴系统和胎压控制系统，最高公路行驶速度可达 110km/h，最高越野行驶速度可达 55km/h。该车最突出的特点是具有很好的人员防护性，采用模块化防护系统，具有抵御小型弹药、地雷和简易爆炸装置袭击的能力。此外，该车还具有良好的可部署性、灵活性和战术机动，适合多种作战环境。车上装备有最先进的医疗设备，如担架、呼吸机、监护仪、除颤器等，能够提供高水平的现场紧急救治。车内空间很大，可运送 1 名卧姿伤员并可搭载 1 名驾驶员和 2 名医护人员（1 名急救医生和 1 名急救医助）。

11. 德国客车型救护车　采用普通军用巴士改装而成，车上配备有简易急救所需要的医疗装备，主要用于转运轻伤伤病员，可后送 10 名卧姿伤病员和 12 名坐姿伤病员。

12. 德国家犬（Boxer）轮式重型防护型装甲救护车　家犬重型装甲运输车是德国军方 2012 年装备的新一代重型装甲运输车。德国军方自 2005 年开始将家犬重型装甲运输车改装为重型防护型装甲救护车的研发工作，主要包括：①通信装备和卫生装备改进和集成；②支撑系统、制动装置等优化；③加设一个具有防护能力的视野开阔的副驾驶位置；④增设一个火力发射点。改装后的救护车可将 7 名坐姿伤病员或 3 名卧姿伤病员或 3 名坐姿伤病员和 2 名卧姿伤员或 1 名需进行紧急治疗的卧姿伤病员从受伤地后送到 1 级或 2 级医疗机构，并可提供途中急救。该车总长 8.33m，宽 3.00m，高 3.36m，舱室内高 1.85m，重量 35t，最大载重量 8t，内部空间 14m^3，最高时速 103km/h，越壕宽度 2m，垂直越障高度 0.8m，续驶里程 1050km，发动机功率 530kW，载乘 3 名士兵。该车车体侧部的装甲可为乘员提供子弹和弹片防护。车身底部能够承受重达 10kg 的地雷爆炸威力。该车装备有通风过滤装置和灭火系统。车体结构使用了可降低红外辐射和声波辐射的材料。该车装备 8 具烟幕弹发射装置，可制造烟幕。在车辆的前部及车体左侧有 3 个探测器，其显示器设置在驾驶室内。车上配有呼吸机、除颤仪、心电监护仪、吸引器等设备，并有对伤口进行初期处理、止血和实施紧急救治的全套外科器械和全套包扎材料。

13. 德国獴（MUNGO）式轮式装甲救护车　该车长 4.024m，高 2.25m，宽 1.85m，重量 5.3t，有效载重量 2t，最高时速 90km/h，乘员最多 8 人，发动机在转速 3600r/min 时的功率为 78kW，驱动方式 4×2 或 4×4，爬坡能力 >60%，可用 CH53 直升机、C160 运输飞机、C130 运输飞机及空中客车 A400 运输飞机空运，也可吊运或利用充气垫空投。该车装有非常好的减速传动装置，因此有很强的爬坡能力。该车身装有防步兵武器防护层，车底装有防地雷地板。

14. 德国 GFF4 轮式装甲救护车　GFF4 轮式装甲救护车是德国克劳斯－玛菲·威格曼（KMW）公司研制的一款新型轮式装甲救护车，采用依维柯越野型底盘，整车采用多项最新防护技术，车身配备高强度防护装甲，具有极好的越野性、战术灵活性和防护性，能够有效抵御枪弹、地雷和简易爆炸装置的袭击，从而为在最恶劣环境条件下的伤病员后送提供最佳保障，是防护性能最好的重型救护后送车之一。该车长 7.95m，宽 2.53m，高 3.08m，车厢内部高度 1.8m，车厢内部容积 17m^3，整车重量 25t，有效载重 4t，最高时速 90km/h，续驶里程 > 700km，发动机功率 331kW（450PS），一次可运送 2 名卧姿伤员和 2 名坐姿伤员。

15. 德国野狗 2（DINGO 2）轮式装甲救护车　是德国克劳斯－玛菲·威格曼（KMW）公司研制的一款 4×4 高机动、全防护型轮式装甲救护车，整车采用模块化机构。具有机动性高、防护性好、伤病员上下方便、载重量与内部空间大等特点，能够有效抵御反坦克地雷的袭击。该车的动力传动装置采用梅赛德斯－奔驰柴油发动机，发动机功率为 163kW。车厢采用全封闭式设计并配备附加装甲防护盾。同时，还配备有转向助力、停车加热器、ABS 防滑制动系统、泄气保用轮胎、中央轮胎压力调节系统、"三防"系统和空调系统。该车还具有较高的数字化水平，配备有指挥控制系统。该车长 6.8m，宽 2.39m，高 2.5m，车厢内部高度 1.35m，车厢内部容积 11m^3，整车重量 12.5t，有效载重量 2t，最高时速 > 90km/h，续驶里程 > 1000km。此外，车上还配备有 KMW 公司研制的远程操控武器站，装备一挺 7.62mm 或 12.7mm 极强或 HK 公司的 40mm 自动榴弹发生器。该车可采用 C-130 运输机进行空运。该救护车分为 3 种基本型号：普通治疗型、紧急治疗型、大规模杀伤性武器伤员与传染病患者治疗型。普通治疗型救护后送车的救护室可同时医疗后送 3 名卧姿伤病员或 4 名坐姿伤病员。救护室总容积为 $11m^3$，舱室高度为 1.35m。紧急治疗型救护后送车装配大功率发动机，具有通行能力强、空间大（$13m^3$）、舱室高（1.63m）等特点。由于空间较大，该型救护车配备更多的装备，比普通治疗型救护车的救助能力更强。该型救护车可同时后送 2 名卧姿伤病员。针对大规模杀伤性武器伤员与传染病患者，治疗型救护后送车具有类似的战术技术性能，可后送 1 名大规模杀伤性武器伤员或 2 名卧姿受感染伤员。

16. 德国（Wiesel）Ⅱ履带式装甲救护车　为一种履带式装甲医疗车辆，是鼬鼠Ⅰ型装甲救护车的改进车型，是 TOW 和 MK20 武器运输车的变种，采用 1.9LTDI/81kW 发动机，油箱容量 120L，续驶里程 400km，最高时速 70km/h，额定总重量 4100kg，长 4.153m，宽 1.852m，高 1.1752m，转弯半径 12m。该车虽然外形尺寸不大，但是其内部空间已足够医务人员在前沿地域对伤员实施急救。通过两扇后门可进入救护室。救护车的装甲可提供子弹和弹片防护。车上配备 1 套 BINZ 担架和奔驰公司生产的各种急救装备，如呼吸设备、吸引器、真空床褥（带有气泵）和各种卫生材料，可用 CH-53G 运输直升机进行空运。此外，该车还装备有核生化防护过滤通风装置、GPS 定位装备和 SEM93 无线电设备。该车可容纳 1 名卧姿伤病员、2 名坐姿伤病员和 1 名救护兵。

17. 德国爱斯基摩狗（HUSKY BV206S）履带式装甲救护车　为两节式装甲救护车，由前车与后车组成，两车之间通过弯铰链连接在一起，铰链旁的液压调节装置调节车辆的转向。发动机与驱动装置位于前车之上。车体由特种装甲钢板与防弹玻璃构成，能够防轻武器射击和弹片。标准整车重量 7.1t，有效载重量 2.65t，准乘 3 名医护人员，可运输 2 名卧姿伤病员或 1 名卧姿伤病员和 3 名坐姿伤病员，陆地最高时速 52km/h（水中 4.7km/h），4 链条传动，发动机功率 130kW（177PS，3800U/min），长 6.9m，宽 2m，高 2m，油箱容量 160L，续驶里程 300km，转弯半径 8m。虽然车体较重，但该车仍具有良好的速度和越野性能。前后两车均装备有核生化防护与空调装置。该车作为伴随保障医疗队的专用装备之一。车上的卫生装备能够保证医护人员对伤病员实施有效救治和确保后送安全性。

18. 德国 MTW M113 履带式重型装甲救护车　是德国军方从美国引进的重型水陆两用装甲救护车，为全履带式装甲救护车，采用 DETINIT6V-53 柴油发动机，发动机功率 154kW（210PS），最大时速 65km/h，续驶里程 480km，额定重量 10.8t，长 5.33m，宽 2.69m，高 2.31m。该车内部空间容积 $8m^3$，一次可运送 4 名卧姿伤病员，或 6 名坐姿伤病员。

19. 中国重症监护型救护车　可一次运送 1 名重症卧姿和 3 名坐姿患者，或 6 名坐姿患者。用于重症创伤患者、脑卒中重症患者、心脏等重要脏器疾病重症患者、重症中毒患者及重症灾害伤员在现场和运送途中实施心肺复苏和高级生命支持的救治（图 3-2）。

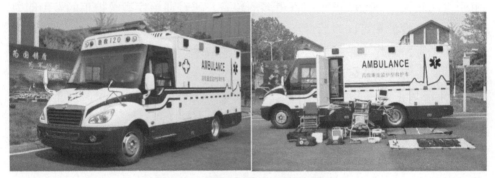

图 3-2　中国高级重症监护型救护车

（1）主要技术参数：最高车速 130km/h，整车整备重量 6680kg，允许最大载量 1000kg，救护区内部尺寸 4150mm（长）×2170mm（宽）×1920mm（高）。

（2）结构与设施：选用 EQ5080XJHT 型汽车改装，闭式厢式车型，后门为 180° 开启双开门形式。配备了上车担架（带担架舱、上车担架引板、输液架）、铲式担架、铝合金折叠担架、真空担架、楼梯担架等伤病员搬运器材，监护仪、除颤仪、呼吸机、心肺复苏箱（包括麻醉咽喉镜、简易呼吸器、心脏泵）、注射泵、输液泵、吸引器、急救箱等急救设备，制氧、压氧设备（2 个 10L 氧气瓶、医用设备一套、供氧装置 1 套），3G 北斗通信（对讲）、图像传输系统和远程会诊系统等通信设施，3 人长条座椅、医生旋转座椅、护理座椅、医用冰箱、空气调节系统、空气净化系统、照明、消毒等功效保障设施。

（3）主要技术特点

1）具有完备的重症患者转运与高级生命支持能力（通气、吸氧、除颤、心肺复苏、生命体征监护等）。

2）是一体化、集成化的重症患者救治与转运平台，实现了重症患者现场、转运途中和院内救治和生命支持的无缝对接。

3）不间断的车载制压氧保障，确保为重症患者提供充足的氧气保障，解决了长途转运的氧气供给问题。

4）医疗舱配置了光触媒高效过滤与高压静电吸附空气消毒净化装置，解决了长途转运途中患者和医护人员交叉感染问题，具有医疗级的舱室微环境。

5）配备车载远程通信系统，采用先进的多通道通信网络技术，车载卫星/

4G智能实时网络监控技术，实现了重症患者医学信息远程传输和远程诊断功能，提高了重症转运的安全性和时效性。

20. 德国2t救护车 该车为4×4越野急救车，主要用于现场危重伤员的初步救护及稳定伤情，可一次可后送4名担架伤病员或2名担架伤病员及3名坐姿伤病员或6名坐姿伤病员。

（1）主要技术参数：外形尺寸：5730mm（长）×3240mm（宽）×3200mm（高），轴距3.25m，接近角46°，离去角45°，有效载重2t，最高时速80km/h，总重量7500kg。

（2）结构与技术特点：车厢上设有2个后门和1个侧窗，车厢内前部有一排药品柜，供存放急救药品和各种医疗器械。担架支架为双层结构，上层支架可升降，便于担架上下，下层的两个卧位可调节成抗休克体位。车上装备有最先进的急救卫生装备，能够在后送途中实施高水平急救操作，具体包括吸引器、人工呼吸机、除颤器、心脏起搏器、脉搏血氧测定仪、监护仪、抗休克裤、三针管注射泵、铲式担架、真空垫、插管器械、呼吸系统急救箱、循环系统急救箱、各种药品及包扎材料。

21. 法国 VLRA TPK4.20 SAM 厢式救护车 可后送4名担架伤病员。

（1）主要技术参数：驱动方式4×4，有效载重量2300kg，外形尺寸5805mm（长）×2515mm（宽）×2036mm（高），车身尺寸2900mm（长）×2515mm（宽）×2036mm（高），车身内部尺寸2820mm（长）×1956mm（宽）×1582mm（高），自重4500kg，总重6800kg，接近角43°，离去角41°，离地间隙0.5m，轮距1.63m，轴距3.6m，爬坡度65%，涉水深度0.90m，横滑30%，最高时速100km/h。

（2）结构和设施：整个车身有2个后门，4个侧窗，车身采用全电子焊接结构，厚10～15mm，地板为商用C型金属板，厚20mm。车内设有2套担架支架装置，车内配有真空黏液清除器、呼吸器、应急呼吸机等救护设备及1200L饮用水箱。

（3）主要特点：车辆装有特殊的SAHAP减震器，具有较好的乘坐舒适性，可在恶劣气候及地理环境下运输伤病员。

22. 中国中型救护车 可同时后送4名担架伤病员或6名坐姿轻伤病员。采用双层担架支架装置，运输途中可对伤病员进行清创、输液、供氧等救护（图3-3）。

（1）主要技术参数：最高车速100km/h，最大爬坡度60%，接近角45°，离去角31°，整车整备质量4400kg，允许最大载重量600kg，救护区内部尺寸3180mm（长）×1890mm（宽）×1650mm（高）。

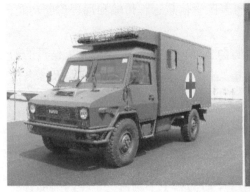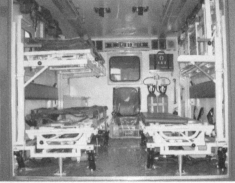

图 3-3　中国中型救护车

（2）结构与设施：采用 NJ2046 Ⅱ类越野汽车底盘改装，整车由底盘、大板式车厢、双层担架支架、折叠靠背座椅、单人座椅、药材柜、输液泵、输液架、急救箱、换气扇、空气调节系统及照明、警报器等设备设施组成。车厢设右侧门和对开式后门。底盘和车厢不连接，在驾驶室上方、车厢前部装有枕式标志灯和警报器，驾驶室内部装有标志灯警报器控制开关、通话器，车厢下部装有尾气余热环保暖风机。车厢两侧、后部和顶部设有红"十"字标志。

（3）主要技术特点

1）一次可运送 4 名担架伤病员，运送能力明显增加。

2）担架支架采用整体减震技术，减震效果明显，伤员乘卧舒适性高。

3）采用双层一体式担架支架，上层与下层担架支架展开与收拢操作简单、方便、安全、可靠。

4）整车机动性能好，越野能力强。

23. 美国 44 座 4×2 救护轿车　可载运 18 名担架伤病员和 4 名卫生人员或 44 名坐姿伤病员。主要应用于公路上短距离后送大量伤病员。

（1）主要技术参数：驱动方式 4×2，外形尺寸 11 580mm（长）×2450mm（宽）×3300mm（高），总重 13 166kg，载重 3672kg。

（2）结构与设施：车体为全金属结构平头型，厢内设有取暖、通风、空调等设备，内部宽敞、舒适。随车携带改装工具，后送担架伤病员时，只需按改装说明装上担架固定装置，即可将担架分三层安置在车厢两侧。

24. 前苏联 AC-66 救护车　用高机动越野车嘎斯 66 改装而成，担架分三层安放。一次可后送 9 名卧姿伤病员和 6 名坐姿伤病员，或 6 名卧姿伤病员和 10 名坐姿伤病员，或 18 名坐姿伤病员。

（1）主要技术参数：驱动方式 4×4，自重 5800kg，空重 3440kg，最大载重量 2000kg，牵引负荷 2000kg，装载面积 3.33m×2.05m，外形尺寸 5655mm（长）×2342mm（宽）×2440mm（高），离地间隙（轴）0.315m，轴距 3.3m，轮距（前／后）1.8m/1.75m，接近角 42°，离去角 32°，公路最高时速 92km/h，涉水深度 0.8m，最大爬坡度 60%。发动机采用 ZMZ－66 型 8 缸 4.254L 水冷式汽油机。

（2）结构与设施：车身为不锈钢结构，车厢为密封式，装有空气过滤、取暖、遮光和电气设备，配有医疗监护器材，具有防护放射性灰尘、细菌和化学毒剂的能力。

25. 5G＋智慧型救护车 5G+智慧型救护车与传统救护车相比，车上除了配备常规的急救设备外，还通过车内搭载的 5G 网络，将救护车上的超声仪、心电图机、生命监护仪等医疗设备、影像设备，全方位的音视频无损地传回医院急救中心，可实时监测、获取救护车内患者的生命体征等信息，院内专家与救护车上的医生可实时互动、紧密配合，针对患者病情进行远程诊断和抢救指导。司机可根据车上的 5G 导航系统精准导航，避开拥堵路段，最短时间内到达医院，医院同时根据车内 5G 系统传输的数据做好手术准备，极大地缩短了抢救响应时间，为被救治者争取更大生机。救护车有 6 块电子大屏幕，实时显示救护车定位、患者生命体征、心电图、急救数据信息等。5G 救护车信息系统，体现了"上车即入院、救护车就是移动监护室"的急救理念，实现了患者在转运过程中的精细化监测，最大限度地为患者提供及时、可靠的帮助（图 3-4）。

26. 5G+ 智慧负压监护型救护车 负压监护型救护车是通过负压排风净化装置使医疗舱内气压低于外界大气压，将生物安全领域的定向气流和压力梯度技术成功运用，降低了气流死角和涡流指数。医疗舱内设有顶置式负压系统，负压系统控制车内空气流动方向，车内气压较车外大气压小，以确保车外空气向车内的单向流动，同时车内也会形成由上往下的定向气流，保证医护人员能最先获得新鲜空气，同时伤病员呼出的气体会被过滤器吸收，经过过滤后才排放到车外。保证车内医护人员安全，且病毒不外泄。

医疗舱内饰具有防腐、防霉、易清洗等特点，同时地板采用重量轻、环保且可二次利用的装饰材料，便于医护人员的清洁、整理。配备铝合金担架平台、铲式担架、导轨折叠式输液支架等专业救护系统，操作简单且便于运输，可更好地协助医护人员进行救护作业。

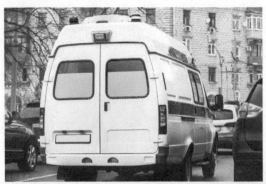

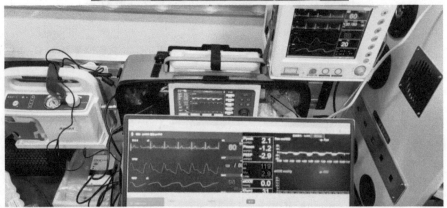

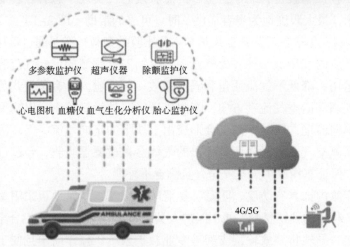

图 3-4　5G 救护车及工作示意图

二、简易伤病员运输车（伤病员后送附加装置）

（一）瑞典多功能担架

瑞典多功能担架为 2～3 层担架支架结构。

1. 主要技术参数　担架全长 2.206m，担架面长 1.9m，宽 0.573m，高 0.15m，最大高度 0.171m，支撑杆内最小距离 0.496m，每根支杆负重 150kg。

2. 结构特点　担架支架靠担架自身的支脚与担架支杆相互连接而成，在车厢内形成一个不依赖车厢的独立式担架系统。担架面采用帆布，与担架支杆分开，可透 X 线。担架支杆有长、短两种，安装时可调整高度，并能根据空间安置多层担架。当伤病员等候后送时，几个担架可分层安装，节约空间，增加了伤病员通过量。这种装置的缺点是近于专用，无法与通用担架相交换。

（二）挪威多功能担架

挪威多功能担架为两侧立柱带稳定底座限制式三层担架支架。

1. 结构特点　全铝合金结构，总质量约 50kg。担架支臂采用铸铝制作，通过套筒式连接方式与立柱连接，通过固定在立柱上的两个销钉支承和定位，可折收贴于车厢侧壁上。整套结构简单，安装拆卸方便。

2. 缺点　担架固定采用带锁止卡的尼龙带捆缚担架腿的固定方式，操作点多（4 个），且操作不便；无担架隔震措施。

（三）中国汽车送运伤病员附加装置

中国汽车送运伤病员附加装置结构型式与挪威多功能担架基本相同。一套安装在运输车上的附加装置一次可后送 3 名担架伤病员，一台 4t 级高栏板空车可同时使用 2 套附加装置，如在车厢前栏板上加装双人折叠座椅，则可随乘 2 名医护人员。

1. 质量轻、结构简单、操作方便　为全铝合金结构，单套装置总重量 54kg。采用螺旋机构紧定担架杆的担架固定结构，装卸担架伤病员操作方便。根据栏板卡固装置可在不改变原车结构的情况下方便、快速地将附加装置安装于车厢内。

2. 隔震性能好　每层担架支臂都设有减震器，用以弹性悬置担架。隔震实验结果表明，担架隔震装置可衰减 30%～50% 的震动能量。

3. 适应性强　附加装置的栏板卡固装置适用于多种军用运输车；担架杆的固定结构适用于多种担架。

4. 安全性好　担架支架层间距为 510mm；两根立柱的纵向中心距为 990mm，使担架伤病员的头部有效避开了上层担架支臂，提高了运输安全性。

三、卫生列车

（一）前苏联卫生列车

由伤病员安置、绷带交换、药房、隔离室等专用车厢组成。运行中能保障伤病员的生活和医疗。伤病员安置车厢分为轻伤病员车厢和重伤病员车厢。车上备有 50 ～ 100 副卫生担架及途中所需的卫生器材。

（二）法国卫生列车

该列车由牵引车和一节挂车组成，可安置 42 名担架伤病员。救护列车每节可安置 28 名担架伤病员。分为两节车厢的小型救护列车；五节车厢的大型救护列车。

（三）中国卫生列车

1. 第一代卫生列车　中国第一代卫生列车的各车厢，基本上是利用四轴全钢旧式客车改装的，采用电焊与铆钉组合式，带有中梁（为槽钢和角钢组成）的钢结构车体。车厢装有自然通风器然，并配有车用电扇辅助通风。车内用温水循环独立锅炉取暖或靠机车蒸气取暖，厢壁填衬有毛毡隔热保温，车内照明一般靠客车车轴发电机和蓄电池供电。

（1）诊疗（手术）车厢：主要用于后送途中对危重伤病员进行急救治疗和保证伤病员医疗护理的连续性。担架伤病员可从车内或车外（通过侧窗）直接进入手术室。室内可开展抗休克、气管切开、胸腹部等急救手术，必要时，术前准备室还可同时开展两个手术台。

该车除两端为通过台外，车内分为三部分：车厢中部为手术室、术前准备室、消毒室，一端设有药房、仓库、发电机室、更衣室、厕所；另一端设有化验室、锅炉房。

1）救治器材：配备有万能手术台、轻便手术床、吊式无影灯、反光灯、器械台；甲种及乙种手术器械、麻醉机、40L 氧气瓶、电动及脚踏吸引器、X 线机、高压消毒灭器及各种急救药品（包括全列车药品的辅助供应）、敷料、护理用品等。设有洗手装置与浸手桶，热水由独立锅炉供应，并可调节水温。

2）通风装置：车内各室均靠手动式通风器与门窗自然通风，并装有车用电扇。

3）取暖设备：可用机车蒸气与温水循环独立锅炉取暖。在使用汽暖时，连接锅炉水暖的三通阀关闭，不得使高压蒸汽进入锅炉。

4）照明与供电：各室均用 24V 的车电进行照明。在停车期间，可利用外接电源，供车厢内照明。当无外接电源或车电不足时，则可利用独立发电机组发电。所带发电机为单相 4kW 机组，主要供医疗设备用电（包括无影灯与手术反光灯）。

5）供水：车厢底部设有一个大水箱，车厢两端设有上水箱，全车载水量为2t左右，可供锅炉与洗消用水。

6）其他：各门窗装有透明玻璃，并带有遮光窗帘和防空窗帘，手术室、准备室、消毒室顶部均备有汽灯挂钩。

（2）重症伤病员车厢：用于后送危重伤病员，能后送52名卧姿伤病员，并使伤病员在后送途中得到较好的医疗护理。担架伤病员可直接从车外经车窗或侧中门进入车厢，可在车内通行，送入手术室。

该车除两端为通过台外，车内分隔为担架通过间、重伤病员室、危重伤病员隔离室，医护人员值班室、独立取暖锅炉间及洗漱室、厕所。

1）担架通过间：位于车厢中部，车厢壁各开有1.1m×1.6m的双扇内开大门，担架上下方便，并可经过折门直接进入重伤病员室。该间有40L氧气瓶与推车，为危重伤病员提供用氧。

2）重伤病员室与危重伤病员隔离室：担架通过间将重伤病员室分隔成两个区间，各3个单元，单元内车壁均有宽1m的双层上提窗，开度为0.5～0.55m，设有上、中、下层床位，床的尺寸为1850mm×700mm，外侧配有保护栏式安全带。靠医护人员值班室一端，设有危重伤病员隔离室，并有门与重伤病员室隔开。全车床位纵向排列，中间为通道。车内配有移动式梯子3个，并装有电铃按钮和电源插座（供吸引器、手提工作灯使用）。

3）医护人员值班室：设有办公桌、活动洗脸盆、急救药品吊柜。与隔离室间壁开有小窗，用以观察伤（病）情。

4）厕所：便池可蹲、坐两用，并设有淋浴喷头与大小便器贮柜。装有手动式自然通风器，室内有顶扇，通风情况不低于硬卧车。车厢外壁装有双层防寒材料，采用汽、水两用独立锅炉取暖。车内照明靠车电（直流24V）。设有上下水箱，贮水0.8～1t。

2."和平列车"卫生列车　我国卫生列车医疗队装备的普通列车改装的"和平列车"卫生列车，由指挥车、医疗护理车、手术急救车、重症监护车等车厢组成，最大编组19节。可一次性运载近500名卧姿伤病员，可在运输途中展开继承性救治、手术急救、重症监护等医疗服务，相当于一所流动的"二级医院"。

卫生列车具有接收批量大、机动速度快、区域跨度广、医疗设施齐、救治能力强等显著优势，特别适用于我国地域面积辽阔、铁运网络发达条件下的伤病员后送转运和途中医学保障。卫生列车配备了多种医护用的特殊装置。为解决在快速运行状态下列车的震动及晃动影响医护人员的手术操作这一技术难题，卫生列车设置了包括定位板、调节支柱、人体固定装置在内的手术操作定位架，可在列车运动时保证手术处于相对稳定状态，进而保证手术成功率。悬挂式担架辅助装置是根据卫生列车伤病员上车乘车需要设计的，采用滑轮和支撑结构，悬挂于列车窗口，滑轮轮距与军用四折担架宽度相等，主要用于高站台条件下辅助伤病员通过担架方式，上乘至卫生列车车厢，增加上乘过程的平稳性，减少搬运人员数量。骨折伤牵引装置占用空间小，可实现列车卧铺上对骨折伤患者的牵引，且能在高速行驶的列车上使牵引保持稳定，实现对伤病员的牵引制动，不易给伤病员造成二次损伤。轨道式输液架的悬挂杆能在导轮安装架和制动升降组件中做任意旋转运动，实现输液架在轨道中的相对位置固定，可有效解决行驶状态下输液架随撞动、震动、晃动而产生移位的问题。电动双层升降床通过遥控调整病床水平位置，减少伤病员人工搬运环节，方便重症伤病员的安置和诊疗。同时，预设上铺下降的最低限高，防止对下铺伤员造成损伤。车载伤员转运推车可将伤员以"站姿"方式进行转运，同时兼具横向平移功能，满足伤员在列车车厢狭窄空间内进行转运的现实需求。下滑式轨道手术床在传统手术台下方加装滑轨，使手术台具备平移滑动功能，与手术区侧开门和伤员转运推车配合使用，可增大伤病员转运空间，更方便将伤员转运至手术台接受手术治疗。重症车厢配备有床旁呼吸机、床旁透析机、床旁超声等重症监护设备。

3. 动车组卫生列车　与以往卫生列车不同，动车组卫生列车行进速度更快，对配重平衡性要求更高，列车共有 8 节车厢，内设收容处置室、重症监护室、手术室等，以车厢为单位划分医疗保障组、后勤保障组等工作区域，可收容行走伤员、担架伤员、重症伤员等 100 多人。动车组卫生列车医院是对"长距离、大批量、快转移"救治模式的一次成功探索，可以有效提高救治时效，降低伤残率、致死率。

在不改变车厢内部结构的前提下，卫生列车在列车内加装医疗设施。针对车厢狭小的特点，携带的医疗器械突出小型化、集成化、便携化，还配备了可升降操作台、便携式多器官功能支持等设备，保证列车行进途中救治工作有序展开。列车内还装配有便携式连续性血液净化设备。该设备可实现救治前移，降低战创伤危重伤员的死亡率，提高后送救治成功率。在移动颠簸条件下，设备可稳定实现多器官功能联合支持，稳定内环境，并且可与体外膜肺氧合设备（ECMO）联合使用，实现体外生命支持，使得以往只能在后方医院开展的连续性血液净化与生命支持关键技术，能够前移至战场一线和伤病员转运途中，为伤病员后送提供保障条件。

第四章

伤病员后送船舶与医院船

第一节　伤病员后送船舶的概念与分类

一、伤病员后送船舶、医院船的概念

伤病员后送船舶是指配备有专门医务人员和医疗设备后，执行水上运送伤病员任务的船舶。其主要使命是担负水上运送伤病员的任务，并在运送途中对危重伤病员给予必要的紧急处置和护理，以稳定伤情，保证安全运送。具体可承担以下任务：将伤病员从作战区域送往医院船治疗；将经过处理的伤病员运离医院船；短途岛岸或陆上水道运送伤病员。由于伤病员后送船舶主要执行的是运送伤病员的任务，因此对船舶性能及船上的医疗技术条件要求不像医院船那样高，只要能保证伤病员在运送途中的安全及对垂危重症伤病员实施救命处置为基本要求。伤病员后送船舶多数是兼用的，或利用其他船舶稍作一些改装而成，但它又是在海上医疗运送体系构成中不可缺少的必需装备。

医院船是指在海上收容治疗伤病员的专用勤务船。船上具有与完成早期治疗和部分专科治疗任务相适应的医疗设施和技术力量，主要用于：①海上医疗救护与后送。医院船的首要任务是进行海上伤病员及遇难人员的收容、医治和后送，配备有先进的医疗设备和数十至数百张医疗床位，设有以战伤外科为主的各类医疗科室，能够提供紧急救治、手术、护理和康复等全方位医疗服务。在战争状态下，医院船是海上伤员救治的重要力量；在非战争时期负责处理海上事故、自然灾害等造成的伤员救治工作。②医院船还承担着为边远地区岛礁居民和部队官兵提供医疗巡诊的任务。③执行国际人道主义医疗服务。医院船在国际人道主义救援中也发挥着重要作用，它们经常参与国际医疗援助行动，为受灾国家或地区提供紧急医疗支援。此外，医院船还通过举办医学讲座、联

合巡诊和联合演练等方式，与国外医疗机构开展交流与合作，共同提升国际医疗救援水平。④重大灾害应急医学救援。在发生重大自然灾害或其他紧急情况时，医院船能够迅速响应并前往灾区提供应急医疗救援服务。船上携带的医疗设备和药品能够满足大规模伤病员的救治需求，为灾区人民的生命安全提供有力保障。

二、伤病员后送船舶的分类

伤病员后送船舶一般按水域范围划分为两类：一类为伤病员后送船舶，这类后送工具由大型的远洋舰船改装而成，用于横渡大洋、海战区域和近海后送伤病员。舰上配置的医疗救护器材齐全，有较好的医疗作业环境，可供伤病员临时"住院"，直到把伤病员转送到附近的基地医院或医院船。另一类为卫生救护艇，主要用于内河伤病员后送，用于江、河、湖泊等水系使用。艇上一般只配备应急处理器材，医疗救护范围仅限于一般救命手术。

上述后送船舶的作用与医院船有类似之处，但二者在性质和用途上却完全不同，所担负的任务也各不相同。前者的主要任务是以最快的速度后送伤病员，并根据后送的距离、时间等保障要求来配备医疗救护器材，以满足急救的需求。

第二节　伤病员后送船舶、医院船的发展现状与趋势

一、伤病员后送船舶

记载最多的是第二次世界大战中，伤病员后送船舶应用广泛，对船只的选择、使命要求，医疗设施及人员配备等要求较高。苏联卫国战争时期，海军各舰队使用了多艘伤病员运送船，运送了大量伤病员，"里沃夫"号伤病员运送船6个月投入125个航次，运送伤病员12 000人。英国、美国海军在大规模登陆作战中，为解决大量伤病员的运送问题，运送伤病员的船舶呈多样性，也使用过无规范的伤病员后送船舶，如曾利用各类登陆舰艇作为伤病员运送船，在1944年6月实施的诺曼底登陆战中，美国在所有坦克登陆舰上都配备了处理和运送伤病员的人员及设施，包括医疗供应品和设备，在90艘坦克登陆舰上配备了3名军医和20名看护兵；13艘配备了2名军医和20名看护兵；3艘配备了1名军医和20名看护兵，每艘可提供200名伤病员运送途中手术和护理的需要，其中54艘在运送途中做了手术；在英军登陆地段也使用了70余艘坦克登陆舰作

为伤病员运送船；同时，还使用了大量车辆及人员登陆艇（landing craft vehicle personal，LCVP）、坦克登陆艇（landing craft tank，LCT）、攻击作战运输舰（attack transport，APA）、武装货船（attack cargo ship，AKA）和步兵登陆艇（landing craft infantry，LCI）等用于运送伤病员。在太平洋战役中，美国的医院船已不能满足伤病员救治与运送的需要，同时也缺乏运输船把部队和物资运送到战地，为了实现这两个作用，于是就构想出了伤病员运输船，代号为APH，这种船开往太平洋岛屿作战时作为武装运输船，在卸下部队和物资后就作为伤病员运送船，每艘能容纳1200名作战人员，乘员编制平均450名，其中包括经过良好训练的军医、牙医及医院看护兵，交替地运送作战部队、装备和伤病员。

较为规范的伤病员运送船是1982年英阿马岛战争中，英海军将3艘2700t的海洋测量船改装的伤病员运送船，分别为"海克拉（Hecle）"号、"九头蛇（Hydra）"号和"先驱（Herald）"号，它们在外表上完全按照《日内瓦公约》的要求做了改装，以与其他舰船加以区别，主要承担将医院船上伤情稳定的伤病员运送到第三国的任务，然后再将伤病员空运到英国本土治疗，以减轻医院船的工作负担。

综上可见，在历史上，伤病员后送船舶除少数较规范外，多数是临时征用或在战前经简单改装而成，未见专门建造的伤病员运送船报道过，平时更无专用的伤病员后送船舶装备。近代只有英国海军在1982年马岛战争中使用的三艘伤病员运送船较为先进，主要是在船上配备了直升机平台和救护直升机，提高了对伤病员的接收能力，且战争结束后，已不再作为伤病员运送船使用。现尚未见到各国在役的伤病员后送船舶，而战时仍将采用以往的方法，充分利用其他舰船作为伤病员运送船运送伤病员，并在灾害救援中起到了重要作用。

二、卫生救护艇

据记载，1919年美国已开始装备近海和内河使用的卫生救护艇，能收容24名卧姿伤病员和12名坐姿伤病员，最高航速11.5kn（1kn=1.852km/h）。在第二次世界大战的诺曼底登陆战中，美国又将60艘25m长的海岸警卫队的汽艇运到英国，改装为卫生救护艇，在海上，这些救护艇救出了受损舰艇和飞机上的落水伤病员，较好地完成了任务。

三、医院船

早期的医院船，适航性普遍较差，医疗条件简陋，在船上不可能对伤病员提供良好的治疗，仅能完成海上伤病员的前接后送任务。第一次世界大战后，美英等国海军认真汲取了以往的经验教训，对医院船的结构、性能进行改进，美国海军于 1920 年 12 月首次建成了原设计的医院船 "Relief" 号（AH1），排水量达 10 112 t，装备与岸上医院相同。此后，美国海军又提出了 "未来" 医院船的建造方案，当时认为排水量 10 000t 左右较为合适，航速应能满足伴随舰群行动的需要，1938 年英国海军为建造医院船曾专门成立了一个由造船专家和海军军医组成的计划小组，并完成了建造计划和规范，当时对以往医院船的不足之处已有了较充分的认识，并力图改进，但由于第二次世界大战的爆发，计划没有实现。而在作战中，由于舰队远洋作战及登陆作战能力的提高，基地医院的远离性与伤病员救治需要及时性的矛盾日益突出，需要完成大量伤病员的医疗后送任务，促进了医院船的发展。此时医院船的性能、装备有了明显提高，在改装中重视符合医疗条件的需要，无论在舱室配置、内部结构、通道或生活设施、供给等方面更为合理；在有些医院船上已开始安装空调，设置洗衣房、伤病员食品调配间等，使伤病员生活条件获得改善；安装从海上接收伤病员的电动担架升降机，提高伤病员接收能力；装备海上加油装置，以增加海上活动范围。至第二次世界大战后期，美海军对医院船提出了比较完整的要求，在 1943 年出版的《海军卫生手册》（*A manual of naval hygiene*）中，对医院船上医疗装备、临床科室、内部布局等做了规定，提出了床位分配比例，船上医疗装备必须与陆地医院一样，配备完善的内外科，X 线室应邻近外科病房，特别是创伤外科病房；检验室紧靠手术室，便于做病理检查，从而使医院船的改装与建造有了依据。

新型 "远征" 级医院船（EMS）是美国海军 "先锋" 级远征高速运输平台的变体，以快速、机动性强及具有浅吃水能力 [低于 15ft（1ft=30.48cm）] 为目标，代表了美国海军医院船的新愿景。该型医院船采用双体船设计，全长 110m，型宽 31.5m，吃水 4.6m，最高航速至少 30kn，满载下的航速可达 18kn，以 18～24kn 航速可以续航 5500 海里，可容纳至少 220 人。新船将配备多种医疗设施，可用于紧急服务和人道主义援助，将成为美国海军专门的医疗船，其设施可与岸上的海军医院媲美，包括检伤分类和重症监护、手术室、实验室和放射科。

我国于 20 世纪 80 年代开始采用 2100t 的 "琼沙" 型客货轮改装为医院船的尝试，并经多次改进和内部装备的更新，正式列编命名为 "南康" 号医院船，设床位 100 张。20 世纪 90 年代末又研制成 "世昌" 号直升机训练医疗舰，试图探索在集装箱船甲板上加装医疗集装箱模块后成为医院船的经验，以便战时能动员集装箱船作为医院船，解决战时民船动员为医院船的问题。

第三节　伤病员后送船舶、医院船的技术要求

一、伤病员后送船舶

历史上由于对伤病员后送船舶既无规范的技术要求，又呈现出多种类型，性能差别大，排水量大小不一，运载量各不相同，多则可运送上千名伤病员，少则仅能运送几名。根据应急医学救援对伤病员救治的要求和舰船发展的条件，较理想的伤病员后送船舶主要战技术要求有以下几条。

1. 排水量 2000t 以上，设病床 100 张以上，抗风力大于 8 级，航速大于 15kn，续航力大于 2000nmile。

2. 船上具有展开医疗工作的场所和条件，可经简单分隔或利用原有舱室，设置伤病员接收、分类区和伤病员处置舱室；能合理布局医疗舱室，医疗区相对集中；具有设置简易手术室、抢救室、医务人员值班室、药房和药品器材仓库等条件的更好，内部通道及扶梯宽度大于 800mm，便于担架通行，有利于医疗救治工作的展开与实施。

3. 有为伤病员提供必需的生活保障设施，如淡水供应、饮食设备、卫生设施、舱室通风、空气新鲜度等应符合有关规范的规定；夜间舱面有良好的照明，便于伤病员接收等。

4. 设有直升机降落平台，配备有直升机及相应的指挥导航设施，能保证直升机的安全起降。

5. 船上配备的医疗装备能满足运送途中处置伤病员救治的需要，如有急救器材和药品、血液、液体、包扎材料、骨折固定器材等。

6. 船上配有良好的通信、导航设备和相应的救生、灭火等设施。

7. 有充裕的卫生被服、担架、转运装置等军需物品，能保证伤病员的使用需要。

8. 有明显的红"十"字标志。

二、卫生救护艇

由于卫生救护艇多数由其他船艇临时征用或改装而来，型号复杂、大小不一，如美国在第二次世界大战中使用的救护艇是由海岸警卫队的汽艇改装而来的，而我国海军曾装备过的救护艇是由某型猎潜艇改装而成的。因此，其主要战术技术要求也只能根据有关资料综合而成。

主要战术技术要求：船体应具有干舷低、吃水浅、航速快、机动灵活、抗风性能好等特点；艇上应配置有一定的医疗舱室和急救医疗设备，配有橡皮艇

或舢板、小汽艇、救生筏、担架、伤病员搬运和换乘工具，具有完成紧急救治、稳定伤情和维护伤病员生命的医疗技术能力。

三、医院船

（一）一般要求

根据医院船的特点，其战术技术要求主要包括对船只本身的技术要求和救治勤务的战术技术要求，其中船的技术性能又决定着其他的性能，如美国海军现役"安慰"号医院船满载排水量达 69 360t，续航力为 13 420nmile，航速为17.5kn；而我海军"南康"号医院船满载排水量为 2150t，续航力为 3000nmile，航速为 16kn。仅从船的技术性能比较，相差悬殊，由此，造成了床位设置数量、医疗设备及辅助设施配备上的巨大差异，并导致保障能力的大小不同。至于对医院船船体及环境条件的技术要求都已制定相应规范，应按有关规定执行。因此，以下所列的主要战术技术性能要求仅是根据与医疗有关的战术技术要求资料整合而成的。

（二）主要技术要求

1. 吨位宜在 10 000t 以上　历史上 5000t 以下的医院船较少，吨位大，舱室充裕，利于展开足够数量的床位、诊疗室和辅助间，改善救治条件，提高救治水平及质量。

2. 具有较好的抗风力、稳性和航速　医院船通常要远离基地在海上执行任务，需要有较好的抗风力和稳性，才能保证在复杂气象条件下顺利接收、搬运和救治伤病员，要求在 5 级海况中具有较好的耐波性。船的完整稳性应满足《船舶与海上实施法定检验规则》对远洋船的规定和要求，抗风能力应满足抗 12 级风的要求。破损稳性应满足国际海事组织《特殊用途船舶安全规则》，分舱按二舱不沉制设计。航速应与作战舰艇编队的航速相适应。

3. 居住性良好　应安装空调、海水淡化装置等设施，舱室照明、通风、噪声、卫生设备等应符合有关规范和标准。通风系统按照船级社规范的规定并参照有关军标要求设计，并采取适当的减震降噪措施，以达到所规定的噪声要求。

4. 设有直升机降落平台及机库　由于直升机在海上的广泛使用，为海上伤病员的救护和后送提供了现代化手段。医院船上设置起降平台后，更有利于伤病员的换乘和接收。同时，也可用于垂直补给药品器材及供应品。美海军现役"安慰"号医院船由于吨位大，设置的直升机降落平台也大，可降落军队使用的最大直升机，并具有携载两架直升机的机库，极大地提高了伤病员的接收能力。为此，应设置直升机舰面系统，包括机库、母船标志灯、横摇指示灯、助降信号标志灯、系留设施、保障直升机启动的特种电源、直升机牵引设备、航空煤油储存和加油设施、直升机通信导航系统等。

5. 安装有海上补给接收装置 医院船在海上长时间逗留，必须定期补给药品器材、主副食品、燃油及水等物资。安装补给接收装置可解决海上补给问题。必要时还可通过高架索补给装置换乘伤病员，提高海上伤病员的换乘能力。应设纵、横向和垂直补给接收装置，要求能在 5 级海况时横向接收物资、燃油补给，6 级海况纵向接收燃油补给。其他应满足海上航行补给装备规范。

6. 具有较完备的救生、通信设备及报警系统 医院船与其他船舶一样，其救生和通信设备应符合有关规范要求。

良好的通信有利于组织指挥伤病员的接收、救治和后送，装备的通信系统应确保与岸基指挥所、海上编队指挥所、编队内其他舰船之间的通信联络；对海情、空情、气象等报知信息的接收；对救护直升机升空、归航引导和指挥勤务联络；船内部的指挥、勤务通信和生活通信；船内部的广播和报警；船内部的重要部位及周围海面的视频图像监视；船内部电视、录像、闭路电视等节目的收看；应急、机动与遇险救生通；船进出港时所需的通信联络等；具有卫星通信、短波通信、中波通信、对海超短波、对空超短波、进出港或航海通信及船内综合通信的能力；为远程通会诊的实施配置必要的设备，以开展远程医学，提高伤病员救治能力。

船上应具有火警探测报警及防火门自动关闭系统，在易发生火灾的机器场所、通道、公共场所、起居室等均应设置火警探测器和报警按钮。在关键部位安装自动关闭防火门，根据不同舱室要求分别设置消防水喷淋灭火系统、消防水龙头灭火系统或干粉灭火装置等。

7. 医疗设施应符合医院医疗作业能力及作业效率的要求 设在船上的医院应与陆地医院一样分设各临床科室、诊疗室和辅助室，将床位分配到各科室。应配置手术室、石膏室、X线室、抗休克室、五官科治疗室、特检室、常规检验室、生化检验室、血库、药房、药库、高压消毒室、贮藏室、敷料制作室、敷料器械洗涤室、洗消室、洗衣室、烘干室等。当然，各医院船的具体设施配备要视各船的情况而定，装备的水平取决于各国的经济实力和科技水平。此外，现代海战中烧伤比例升高，船上应设置比较好的烧伤病房，以便更好地救治烧伤伤员，如英海军"乌干达"号医院船上的烧伤病房，温度能维持在 $21.1 \sim 26.6℃$，并设有 20 张病床护理大面积烧伤伤员；还应设置一定数量的传染病床，配置在易与其他舱室隔离的部位，以有效隔离传染病患者并给予良好的治疗。此外，应考虑具有"三防"救治功能的专科治疗室，以抢救受到核生化武器致伤的伤病员。

8. 船上舱室布局、内部通道应能满足医疗要求 各诊疗舱室应安排合理、相互衔接。通常手术室宜设置在稳性较好的中部，X线室、血库等与之邻近；

内部通道便于担架搬运伤病员；上下甲板之间有电梯或升降机用于运送伤病员。如美国现役"安慰"号医院船上，设有9个升降机、宽大的斜坡和通道用于运送伤病员。

9.应具备完成早期治疗及部分专科治疗的能力　随着医疗装备、救治水平的提高，现代医院船应具备完成早期治疗和部分专科治疗的能力，以进一步改善海上伤病员的救治条件。救治能力一般应适合神经外科、矫形外科、颌面外科、口腔外科、耳鼻喉外科、妇产科、泌尿外科、整形外科及透析、牙修复、配镜、营养等要求。

第四节　典型伤病员后送船舶与医院船

一、伤病员后送船舶

（一）美国 Tryon 号、Pinkney 号和 Rixey 号伤病员运送船

这是美国海军在第二次世界大战中使用的伤病员后送船，由客货轮改装而成的。

排水量 11 745t，船长 137m，船宽 18m，航速 20kn，巡航半径 7500nmile。

这三艘船原是为了满足在运输中客人住宿的需要于 1941 年设计制造的民用客货轮，每艘船能载 102 名旅客，舱室宽敞，适于巡航旅游；船上有一个游泳池、运动和太阳甲板、玻璃封闭的散步甲板、一个大娱乐厅，邻近有鸡尾酒大厅、图书室和有私人浴室的特等客房，还有一个大的货舱；改装中，取消了游泳池、旅客公共房间及散步甲板，并装备了 1 门 127mm、4 门 76mm 和 12 门 40mm 的火炮；设 2 个手术室，配备的医疗设备主要用于对伤病员的紧急处置；拆除救生艇，以 12 艘人员登陆艇及救生筏替代，便于从登陆滩头接收伤病员；能容纳1200 名作战人员，船员编制平均 450 名，其中包括 10 名军医、1～2 名牙医及50 名医院看护兵。

（二）英、美使用坦克登陆舰改装的伤病员运送舰

在诺曼底登陆作战中，登陆日那天，美国海军特混编队内编有 103 艘坦克登陆舰，其中 54 艘为了救治伤病员在结构上做了改装，包括在舰员餐厅的餐桌上方安装了手术灯的托架，以便能安装手术灯，对伤病员实施必要的处置；对其余49 艘也得到了卫生人员和医疗物资的加强。英国海军对充任伤病员运送船的坦克登陆舰也做了改装，主要是在坦克舱利用托架和承窝固定三层担架作为病床，在舰的后部设立救护所，内安装手术台及手术灯、热水和冷水龙头、水箱和水槽

等，一次可运送 300～350 名担架伤病员，在主甲板上还可安置 160 名轻伤病员。

美国海军在太平洋登岛作战中，将作为伤病员运送船的坦克登陆舰上的坦克甲板和部队住舱的隔水门拆开，在部队住舱内各设一个敷料室、换药室、伤病员清洗室及手术室；并设有危重伤病员专用的病房。坦克甲板上可安置 200 名伤病员。当需要在运送过程中对部分伤病员实施手术时，舰上医疗设备的配置更为好些，如配有移动麻醉机、气管内麻醉器械、可移动的矫形外科手术床及移动式 X 线机等。

（三）英国"海克拉"号、"九头蛇"号和"先驱"号伤病员运送船

1982 年 4 月 2 日马岛战争爆发，4 月 14 日作为英国海军测量船的"海克拉"号、"九头蛇"号和"先驱"号接到去南大西洋担任伤病员运送船任务的通知。船上配备了"黄蜂"型直升机一架。在航渡中，对医疗舱室做了布局：因直升机机库与飞行甲板在同一层甲板上，伤病员进出方便，故把机库用作伤病员接收区，并配备了必要的医疗物资器材，规定所有伤病员上船后，均在机库进行分类处理，做详细的伤情记录，对重症伤病员进行复苏，然后安排到各舱室；将重症伤病员安置在第四生活舱，该舱与厕所和浴室在同一层甲板上，其他士兵舱用于收容其他伤病员，军士卧室和军官集会室用于收容军士和军官伤病员；原船上医务室用作手术室，淋浴和洗衣室用作贮藏室或作备用医务室；为了便于在上下甲板之间运送担架伤病员，安装了简单的上下滑车。由于船上医务人员较少，仅有 5～6 名军医、医士或医疗技师，为提高运送伤病员的能力，在航途中，还对船上的 60 名船员进行了医疗训练，以协助看护伤病员。

二、卫生救护艇

（一）前苏联

前苏联海军卫生救护艇的排水量为 5～100t，航速为 10～20kn，续航力为 100～500nmile，设床位 5～30 张，自给力 2～5 昼夜，能在 3～5 级风浪条件下航行。

综合各国发展情况，卫生救护艇战术技术要求如下。

1. 航速 25 节以上；总吨位小于 500t；续航力不小于 400nmile；抗风力 7 级以上。

2. 具备容纳 30 名伤病员的舱室，并能设置手术室、抢救室、复温区、特诊区、药房等相关医疗舱室；有船员、医务人员、打捞搬运人员生活和休息区；船体基本结构适合加装相关医疗设备，并能为其提供水、电等保障。

3. 配备 7～9 名医务人员，4～5 名打捞和搬运人员，在接到救护指令后，能迅速机动到指定海域，从舰艇、登陆部队等接收 30 名左右的伤病员。

4. 按《救护艇卫生装备配备标准》和《救护艇战救药材标准品量表》的要

求配备药品器材，并能将其放置在医疗救护的相关功能区，以便于对伤病员实施紧急救治。

5.展开1台手术，能对危重伤病员实施救命处置，以维持生命体征，并使之获得及时运送。

（二）中国卫生救护艇

由某型猎潜艇改装而成。主要参数：排水量300t，最高航速＞30kn，续航力1260nmile，抗风力8级，床位数20张。

配有专用手术室、诊疗室、X线室、检验室、药房等；编制卫生人员15名，由内外科、麻醉、口腔、耳鼻喉、放射科等医师、护士及司药、检验员组成；分设指挥、检伤分类、伤病员搬运、手术、医疗及保障各组室；并配有良好的航海、通信、夜间照明设备，机动橡皮艇等；艇舷较低，后甲板还安装有1.5 t小吊杆2座，便于伤病员捞救和换乘。

三、医院船

（一）美国海军"仁慈"号医院船

"仁慈"号医院船战时为作战部队提供机动卫勤保障，尤其是为两栖特混部队、海军陆战队、快速反应部队和海外作战部队，以及陆军和空军提供医疗支援，收治各类伤病员。平时为灾区提供医疗救护，能在世界范围内实施救援，接收各种伤病员，给予急救和治疗（图4-1）。

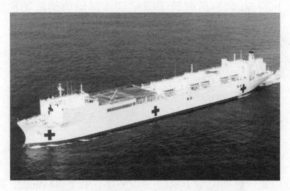

图4-1 美国海军"仁慈"号医院船

该船长272.6m，宽32.2m，吃水10m，满载排水量69 360t，航速16.5节，续航力13 420nmile。动力装置为2台蒸汽轮机，功率24 500马力。舰上搭载了12艘救生艇。

船上共有病床1000张，24小时内伤员最大收容量为300人，平均收容量为 200 人，可为 60% 的接收伤员进行手术。船上配备医务人员 1207 名（该数字随船的改装而变化），其中高级医官 9 名；此外还有船务人员 68 名。该船共有 3 种运行状态：减员运行（reduced operating status，ROS）、满员运行（full operating status，FOS）和其他状态（other，其他状态又有更细的划分）。ROS 状态下全船只要约 40 人进行运转维护，制订一个 5 天动员计划（ROS-5）可将船从减员状态恢复至满员状态。

　　"仁慈"号医院船共设 8 层甲板，与医疗相关区域主要集中在 03 甲、01 甲、主甲板及 1 ～ 4 平台。03 甲中部为直升机起降平台，空运到船上的伤病员通过甲板前端的电梯送到主甲板上的伤病员接收区；01 甲板分布有医疗仓库、药房及主化验室；主甲板由船头至船尾依次分布有伤病员接收区、放射室、手术区、复苏病房和特护病房，主甲板是该医院船运转的核心区；1 平台主要有牙科诊室、配镜室、舰艇伤员接收区（左舷）、病房和医务人员住舱等；2 ～ 4 平台主要有病房和医务人员住舱。

　　1. 伤病员接收区　伤病员接收区位于主甲板，船中部直升机平台的下方，设 5 个舱室，共 50 张床位，每张床位配置有氧气终端、吸引器和监护仪，伤病员可在此得到初步的分类和急救处置。

　　2. 放射室　放射科设有 4 间放射室及 CT 室（图 4-2）。

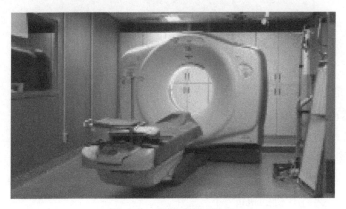

图 4-2　放射室及 CT 室

　　3. 手术区　手术区位于甲板中部，由 12 个手术室组成，配有先进的手术设备，伤病员可在此进行紧急外科手术或早期手术治疗，以及部分专科治疗。手术区还设有一个可供 6 名伤员等待的手术等候区。

　　4. 复苏病房　复苏室共 20 张病床，供手术伤员术后复苏观察。

　　5. ICU 病房　ICU 病房共有 80 张床，接收由复苏室、伤员接收区和病房转来的危重伤员。提供治疗和持续观察。IUC 和复苏室共用血气检测室、医护人员办公室、仓库等。

6.其他病房　医院船还配有 900 张病床,这些病床 96% 以上为双层病床(图 4-3)。

(1)护理病床:280 张,其中 28 张为单层病床,其余均为双层病床,共分布在 7 个大病房中。主要接收从复苏室和 ICU 转来的伤病员。

(2)轻护病床:120 张,均为双层病床,共分布在 2 个大病房中。

(3)有限护理病床:500 张,均为双层病床,共分布在 6 个大病房中。

船上伤病员就餐集中在 02 甲的餐厅。

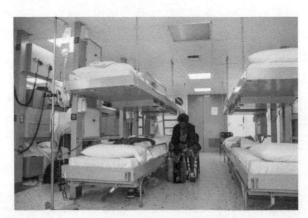

图 4-3　双层病床

(二)前苏联海军的"河"级医院船

前苏联海军于 20 世纪 80 年代初服役的"河"级医院船是世界上为数不多的专门设计建造的医院船,共有数艘,其大致性能为:满载排水量 11 000t,长度 150m,宽度 18.5m,吃水 5.7m,航速 14kn,病床数 400 ～ 500 张,设 7 个治疗室、1 个手术室、3 个配药房等,安装主机 2 台,装备有完整的直升机起降设施和能存放一架直升机的机库。

(三)俄罗斯海军"斯维尔"级医院船

俄罗斯海军原有 4 艘"斯维尔"级医院船,现有 3 艘,均建造于 20 世纪 80 年代。该船外观形同远洋客船,有多层甲板,船体全部漆成白色,干舷两侧有 3 个醒目的红"十"字,并以 3 条宽的红色带贯穿,整体外观精美,符合船舶设计规范和国际法规定。

该级船满载排水量 11 570t,长 152.3 m,宽 19.4m,吃水 6.3m。船上配有两台 Zgoda—Sulzer 12ZV 40/48 型柴油机,持续功率 11 470kW,航速 19kn,续航

力 10 000nmile/18kn。主机置于船尾减少振动和噪声。人员编制为 124 名船员和 83 名医务人员。主要设备有 3 部"顿河 2（3）"导航雷达、1 部"高竿"敌我识别雷达和 1 架卡 –25"激素 C"直升机。

该船上层甲板近尾部是烟囱，两侧是一字排开的救生艇和供它们下水的吊杆。船艉部是直升机起降平台，甲板上涂有白色大圆圈，供卡 –25 直升机起降识别，可借助其垂直转运伤病员和医疗物资等。该船航海设备和无线电设备精良，能保证精确无误、安全可靠地在任何气象条件下航行于世界各大洋。

船上医疗设备齐全，包括 7 个治疗室、1 个手术区、2 ～ 3 个药品仓库和 400 ～ 500 张床位。船上还有一大一小两个配有全套运动器材的健身房、两个游泳池，另外还有排球场和篮球场、乒乓球桌和自行车练习器等。船上还设有一个可容纳 100 人的影剧院和拥有 3000 多册图书的图书馆。该级船除紧急救治伤病员外，还用于官兵的保健性疗养。

（四）英国海军"乌干达"号医院船

英国海军首次使用的"乌干达"号医院船（图 4-4）是一艘游轮改装成的医院船，1982 年马尔维纳斯群岛战争后退出了现役。它是采用了由一艘 30 年船龄的游轮经临时租用改装的，主要性能为：吨位 16 910t。床位数 1070 张，各医疗用舱都由旅客住舱等其他舱室改装而来。设有伤病员接收分类区、各类病房（其中 ICU 病床 20 张、可护理大面积烧伤伤员病床 20 张）、药房、X 线室、检验室、轻伤护理区、手术准备室和手术室（安装有 3 张手术台）及医疗物资仓库等。安装有海水淡化装置 2 台，每天制淡水 120t。安装有直升机降落甲板，能承受一架满载的"海王"型直升机，"支奴干"型直升机也可降落。

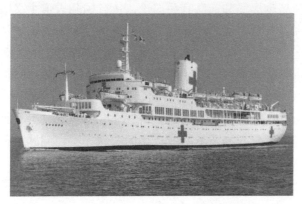

图 4-4 英国海军"乌干达"号医院船

按日内瓦公约规定，船体涂为白色，并标上红"十"字符号。

（五）巴西海军的"奥斯瓦尔多·克鲁兹"级医院船

巴西海军拥有两艘"奥斯瓦尔多·克鲁兹"级医院船，分别为 1984 年 5 月 29 日服役的"奥斯瓦尔多·克鲁兹"号医院船（舷号 U18）和 1984 年 12 月 7 日服役的"卡罗斯·察格斯"号医院船（舷号 U19）。该级船满载排水量 500t，长、宽、吃水分别为 47.2m、8.50m、1.8m。船体漆成白色，后来于 1992 年两船统一涂成深绿色，干舷两侧有 3 个醒目的红"十"字；主机为两台 Volvo 型柴油机，功率 525kW，双轴，航速 9kn，续航力 4000nmile；人员编制为 27 名船员（5 名军官）和 21 名医务人员（6 名医生）；主要设备有 1 部导航雷达和 1 架 HB-350B 型直升机。船上设有两个医务部（包括医疗室和药房、病房等）、1 间牙科室、1 间实验室、两间诊所和 1 个 X 线检查中心等。

（六）巴西海军的"倒特·蒙特尼哥罗"级医院船

该级船满载排水量 347t，长、宽、吃水分别为 42m、11m、2.4m；主机为两台柴油机，功率 448kW。双轴，航速 10kn；人员编制为 50 名船员（8 名军官）和 11 名医务人员（8 名医生）；主要设备有一部 Furuno 1942 Mk2 型导航雷达。

船上设有两个疗养所、1 间外科手术室、1 间牙科室、1 间实验室、1 间理疗室、1 间 X 线中心、药房等。

（七）中国"和平方舟"号医院船

"和平方舟"号医院船是我国自行设计建造的新一代海上应急医疗保障平台，是国际上第一艘，也是目前唯一一艘专门为海上医疗救助量身定做的万吨级制式远洋医院船，2008 年入列，舷号 866，战时负责海上伤病员救治和医疗后送，平时为驻岛礁居民和部队官兵巡诊，执行国际人道主义医疗服务、重大灾难应急救援和对外军事医学交流与合作等任务，被誉为海上"生命之舟"，标志着中国海上卫勤保障能力建设取得了重大突破。船总长 178.0m，型宽 24.0m，高 35.5m，满载吃水 6.78m，共有 8 层甲板，满载排水量 14 300t，设计航速不小于 20kn。编制床位 300 张，可同时开展 8 台手术，编配医务人员 169 名。配有先进配套的医疗设施设备，配备了 217 种共 2406 台（套）设备，相当于三甲医院的水平。同时针对海上航行时产生的振动和噪声问题也在很大程度上进行了优化，使"和平方舟"号医院船成为一座安静舒适的现代化海上流动医院。船上医疗系统有伤病员换乘、检伤分类、门诊、住院、后送撤离五大医疗区，总面积 4000m^2（图 4-5）。

据统计，截至 2024 年，"和平方舟"号医院船以"和谐使命"系列任务为主要载体，先后 11 次走出国门，累计航程 28 万多海里，相当于绕赤道 12 圈，累计服务 45 个国家和地区，医疗服务国内外民众 29 万余人次，实施手术 1400

余例。

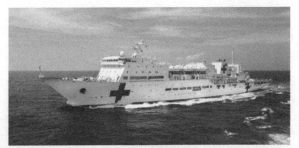

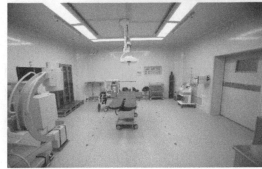
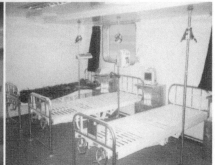

图 4-5　中国"和平方舟"号医院船

（八）中国"南康"号医院船

"南康"号医院船（图 4-6）于 20 世纪 70 年代末 80 年代初采用"琼沙"型客货轮改装而成。主要性能为：排水量 2100t；长度 86m；宽度 13.4m；吃水 3.9m；航速 16.1kn；续航力 3000nmile；抗风力 8 级；床位数 100 张。

设有检伤分类站、手术准备室和手术室（安置 3 张手术台）、各类病房（ICU 病床 8 张）、X 线室、检验室、消毒供应室、餐厅具有作为临时手术室和抗休克室的功能，设有中心供氧舱和管道供氧系统。

根据该船的结构特点，经改装后的医疗布局为：检伤分类站与伤病员换乘起吊装置设在同一层甲板上，以减少伤病员搬运距离；手术室、抗休克室、检验室、药房、消毒供应室等主要医疗舱室也集中在同一层甲板，利用餐厅作为临时手术室和抗休克室，构成一个完整的医疗甲板层，便于伤病员的救治；医疗设施布置在摇摆度较小的中央部位，以使医疗设施保持在相对稳定的状态，使医务人员工作时减少晕船呕吐；由于多数轻伤员不需要担架运送，生活上可以自理，因此安排在条件较差一点的主甲板层；制剂室也安装在主甲板层，以减少污染；生活保障物资、卫生被服存放在能防火的小仓库内。

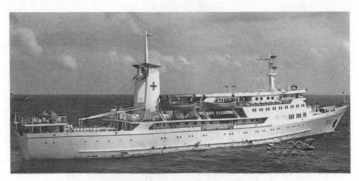

图4-6　中国"南康"号医院船

（九）中国"丝路方舟"号医院船

"丝路方舟"号是我国自主设计建造的第二艘万吨级制式远洋医院船（图4-7），主要担负战时海上伤员医疗救护与后送，平时为岛礁居民和部队官兵巡诊，执行国际人道主义医疗服务、重大灾难应急医疗救援和对外军事医学交流与合作等任务。

相比"和平方舟"号医院船，"丝路方舟"号医院船船体结构和面积相同，总长178m，型宽24m，但满载排水量更大，满载排水量高达14 300t，续航能力也更强。"丝路方舟"号医院船总面积为4000m²，划分为门诊区、防疫功能区、检伤分类区、手术区、抢救区、病房区等医疗区，共开设了骨科、普通外科皮肤科、消化内科等14个临床科室，能够同时开展8台外科手术，满足300余名伤病员住院治疗。参照三甲医院标准，配备了完善的医疗设备，具备良好的综合保障能力。

该医院船具备灵活的机动能力，能够在灾害发生第一时间迅速抵达灾害地区提供医疗援助服务，还具备多种换乘能力和转移手段，在不具备靠泊条件的灾害地区，可通过直升机和救护艇将医护人员及医疗物资转运上岸，或通过同样的方式将伤病员转运至医院船进行医疗救治。

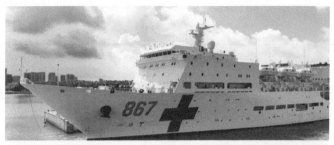

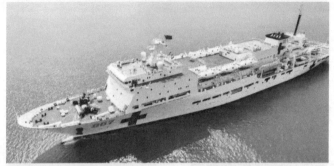

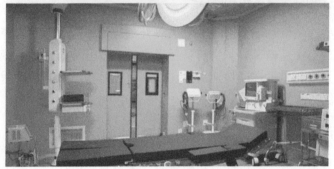

图 4-7　中国"丝路方舟"号医院船

第五章

伤病员后送飞机

第一节　伤病员后送飞机的概念与分类

一、伤病员后送飞机的概念

伤病员后送飞机是指普通运输机或直升机进行临时或固定改装后专门用于后送伤病员的空中运送工具。伤病员后送飞机一般分为通用型和专用型。后送卫生飞机作为伤病员后送的快速运输工具，在应急医学救援卫勤保障中具有十分重要的地位和作用。

二、伤病员后送飞机的分类

1. 按用途划分　分为医疗后送型、救生型两种。医疗后送型主要供后送伤员使用，机上医疗救治范围主要是伤员空运途中一般性的医疗护理和某些急救医疗处置；救生型主要是为搜索、寻找和营救遇难人员并对其实施紧急救护之用，装备主要考虑现场营救和机上紧急救护的各种需要。

2. 按卫生飞机的性质划分　分为通用型和专用型两种。通用型是在机舱内装上担架支架、吊挂带及担架固定装置，将制式的成套便携式机上卫生装备装上飞机，但不在飞机上永久固定安装。承担伤员后送任务时，该飞机是卫生飞机，执行完伤病员后送任务后，将担架及其配套装置和机上卫生装备全部卸下飞机，恢复飞机原有的使用性能；专用型是飞机经过专门改装，机上担架、医疗设备固定安装，设备与飞机合为一体，专机专用。

第二节　伤病员后送飞机的发展现状与趋势

1870年普法战争中，人们首次用气球将160名伤员从被包围的巴黎空运了出来，从而揭开了人类利用空中运输工具对伤病员进行医疗后送的第一页。

世界上第一架飞机于1903年问世后，荷兰军队卫生部部长莫伊博士和法国捷斯特医生提出了将飞行器用于卫勤工作的建议和用飞机后送伤员的设想。1910年女飞行员马尔文格在沙隆第一次用飞机完成了后送伤员的飞行，从而开创了用飞机后送伤病员的先例。第一次世界大战期间，除了个别飞机从战斗地域带回个别伤员外，飞机还没有广泛用于后送。自1918年初，法国改装成功第一架X线外科机以来，随着航空器和航空医学的发展，伤员后送飞机的发展大致经历了一个设备数量由少到多、装备内容由简单到复杂的发展过程。

从第二次世界大战中后期开始，伤病员后送开始得到大规模广泛的应用，伤员后送机得到了充分的发展。整个大战期间苏、美、英、德共空运伤员约250万人。当时，活跃在战场上的美、英等国伤员后送飞机主要有C-47、54，C-64、87，B-17、24、25、26及前苏联的C-2、3、4，波-2和E-2五种伤员后送飞机。除此之外，还有美国的10架大型滑翔机，这种飞机可运载12名担架伤员或19名坐姿伤员，机上配备1名军医和1名卫生员，负责空中救护。

20世纪60～70年代伤病员后送进入了成熟阶段。同时，由于各种飞机和直升机技术性能的不断提高，也进一步促进了伤员后送飞机的发展。美国开始有了经过改装的专用卫生机和救护直升机。在此以前，伤员的空运主要还是利用回程飞机担任。这一阶段发展的突出特点有两个：一是加强了对飞机和直升机构型本身的改装，如20世纪60年代，英国研制的S-61型直升机，舱内有现代导航、雷达、定位和测高计等装置，美国研制了机上使用的抽屉式担架和充气担架，还在机上装备了氧气面罩、床头灯、个人污物袋、叫人铃、警灯、给氧和抽吸设备。有的还专门安装了伤员专用供氧系统和伤员个人供氧设备，有的设置了卫生员室、隔离室，有的设立了医务工作区，装配了舱内灯光和各种医疗操作开关、阀门等。二是机上卫生装备向制式化标准化方向发展。20世纪70年代，美国军事空运司令部与战术空军司令部研制了几种制式战术和战略医疗箱，确定了整套医疗卫生装备标准，并列入了战备库存清单。西班牙陆、海、空三军统一了担架规格，大大方便了伤员的上下机。

德国军方从20世纪70年代中期开始发展制式空中医疗后送装备，目前已形成轻、中、重多种型号的救护直升机和可执行短、中、远程空运医疗后送任务的卫生飞机等。

20世纪80～90年代后，伤病员后送飞机在原有的基础上更进一步完善，空中救治已达到很高的水平。部分国家的几种主要机型见表5-1、表5-2。

表5-1 美国伤病员后送装备简况

项目	内容
机型	运输机：C-130"大力神"、C-7A"驯鹿"、C-9A"夜莺"、C-141"星光"直升机、UH-Ⅰ0"易洛魁"、C-47"奇诺克"、206L-Ⅰ远程Ⅱ型直升机
机舱设备	便溺管、化学处理便桶、加热炉、自动扶梯、机舱密封＋空调、输液悬吊容器、医用管道出口、电源插座、医务工作控制台、伤员装载梯、辅助动力装置、盥洗室、温箱、冰箱
机上卫生装备	担架及固定装置、常规和急救药品、器械、手术器械、常用各型医疗设备和普遍使用的多种医疗项目、心脏监护除颤器、即刻动脉内输液器、通风机、斯特莱克氏架（用于脊髓或颈部牵引）、柯林式牵引装置
卫生装备配套方式	主要有飞行护士包、医疗箱、毛毯包、人工呼吸器、吸引器、检查治疗包、航空急救包、事故急救包、护送卫生包

表5-2 俄、德、法、英、日本等国及以色列、联合国维和部队伤病员后送装备情况

国 家	机 型	机上卫生装备配套方式
俄国	直升机	一、二、三号医疗箱
德国	直升机	医生急救包、呼吸机急救包、急救箱、外科器械药品箱
法国	直升机运输机	医疗箱、附件袋、输液用品包、供氧附件包、供氧器及调节器
英国	直升机运输机	分为两部分：机上部分—全部卫生医疗用品分装于两个塑料箱内；另一部分：由执行任务的医生随身携带一个"医用品包"
日本	直升机	配套方式不详，内装物品主要有呼吸、复苏、除颤、翻身床等设备
以色列	直升机	组合式"空中机动生命支持单元"
联合国维和部队	直升机	急救箱、供氧器、除颤器

从表5-1和表5-2中可以看出，各国伤员后送飞机和救护直升机上的卫生装备种类大同小异，大体可归纳为以下几类：①机舱设备；②担架装置；③生命监测设备；④复苏设备；⑤急救设备；⑥药品、器械；⑦供氧设备；⑧生活护理用品；⑨专用设备。正是这些设备和飞机共同构成了伤员后送飞机。

我国的空运后送自1951年空军组建运输航空兵以来，在20世纪50年代和60年代的人员遇险、自然灾害、重大事故等方面都有过少量的应用，后送过专科医生、药材和医疗用品，并后送个别伤病员到医院进行救治，空运的规模很小。我国后送的较大规模的应用，是在1976年唐山大地震中，从1976年7月30日到 1976 年 8 月 19 日，使用 10 种型号的运输机和直升机在 20 天内飞行 474 架次，向全国 17 个地区转送伤员 20 734 名，占外运伤员的 22%。实践证明，由于灾区特殊的地理位置及破坏严重的地面环境，空运后送（包括直升机及运输机后送）是一种最迅速、最舒适、最好的伤病员后送方式。

我国伤员后送飞机和救护直升机的研究起始于 20 世纪 80 年代，这一时期成功地改装了几种机型的卫生飞机和救护直升机，研制或改进了担架固定装置，研制了几种机型的配套后送装备，诞生了我国第一代伤员后送飞机和救护直升机。20 世纪 90 年代研制出了我国第二代伤员后送飞机和救护直升机的配套装备——"KY-1 型空运救护装备"。这套装备由航空医疗车、航空急救箱、供氧吸引箱和担架吊椅箱组成，是便携式通用型空运救护装备，在我国当时各型运输机和直升机上使用，并在抗洪救灾中发挥了重要作用。

近年来，中国无人机产业获得长足发展。设立了多条专门的无人机医疗运输航线，运送急救药品、医疗样本、血液、器官、医疗仪器等物品的无人机医疗运输走入正轨。未来，无人机在医疗救护上也将发挥更大潜能。

第三节 伤病员后送飞机的技术要求

伤病员后送飞（直升）机的改装研制分为临时改装和固定改装。临时改装是在机舱内装上担架支架、吊挂带及担架固定装置，将制式的成套便携式机上卫生装备装上飞机，但不在飞机上固定安装。以战时或平时大批伤病员的后送为主，伤员后送过程中的进行途中急救功能为辅，其特点是在适宜的飞机上，配备后送伤员的担架和医疗卫生设备，医疗设备通常与飞机分开，自成一体，不在飞机上做永久性固定安装，飞机作为后送伤病员使用时，将担架系统和配套医疗卫生装备装上飞机，作为卫生飞机使用；不运送伤员时，这些设备即可卸下，飞机可作他用，且机上医疗卫生装备是相互通用的；固定改装，是客（货）运输机经过专门卫生改装，机上医疗设备完善，性能先进，设备与飞（直升）机合为一体，作为专用卫生飞（直升）机。

空运伤病员不同于一般的载人运输，它要求伤病员后送飞机能为伤病员提供适合于后送需要的机舱设备、担架系统和满足救治需要的医疗卫生设备，也就是要求为伤病员提供一个符合医学要求的空中生活环境。

一、飞（直升）机和机舱设备要求

理想的伤病员后送飞机和直升机应当噪声低、震动小、稳定性强、能增压、加温、加湿、供氧，并能在飞行中进行各种医疗护理。就飞机和机舱而言，应尽量满足以下几项基本要求。

1. 机舱舱门要适于各型担架的进出，使伤病员登机离机时出入方便、迅速、舒适。

2. 座舱要有医务人员进行观察、护理、救治患者的空间。

3. 机上医务人员要有与机组和地面通话的双向通信能力。

4. 有适当的座舱照明灯光和供医疗电子仪器工作使用的电源插座；照明应满足夜间航行及治疗的需要。

5. 有充足的氧气供应。

二、担架系统要求

1. 有轻便灵活并便于安装的担架支架及吊挂带，在飞机和直升机用于其他目的时便于迅速拆卸和上下机。

2. 有可靠的担架安全带（固定伤病员用），在飞行中能够防护垂直加速度对伤病员的影响。

3. 担架的安置要留出空间，便于对每个伤病员进行照料，两个担架间的垂直距离不能少于46cm。

4. 有可靠的担架及座椅固定系统。

三、机上卫生装备要求

机上配套卫生装备要求体积小，重量轻，便于携行，便于搬运、装卸和运输，并应具备以下几个特点。

1. 组装配套，便于使用。全部机上卫生装备应分类组装成不同功能的医疗箱或车，做到功能配套，主次分明，能分能合，既可全部展开又可部分展开，以满足机上各种救治工作的需要。

2. 坚固轻便，机动性好。机上卫生装备要精干、坚固、轻便，适于机上使用；包装要合理，在飞机上要展收迅速，机动性好。

3. 通用性强，适应性好。应能在我国多种直升机和运输机上使用，能适应和满足机上伤病员医疗护理的一般需要和急重症抢救的特殊需要。

4. 电子设备，互不干扰。卫生装备中的电子设备应选用小型便携式装备，要结实耐震；监测的信号应采用可读式，并且与机上用电及通信、领航仪表设备互不干扰。

5. 配套卫生装备应是小型医疗箱（车），体积小、重量轻，展收迅速，便于携行，整体配套要符合便携式装备的要求；卫生装备的安放和展开不破坏机舱原结构，能在短时间内安放和撤收，装备的通用性能要强，要能在多种机型上使用。

四、伤病员后送飞（直升）机的药材品种

伤病员后送飞（直升）机的药材品种应当选配精干实用、性能先进、救治能力强的药材。伤病员后送飞（直升）机的药材品种应选用国内外当前最先进的，主要医疗设备应为当前国内市场的最新型设备，全部装备均适于空中飞行条件下使用。机上药材品量以空运救护 100 名伤病员的需要量为一个基数。机上医疗组可根据空运伤员量和药品消耗量及时增减或补充。机上药品应主要配备药效较快的注射剂和液体，只配备少数口服药。主要药品应有升压、呼吸兴奋、强心、镇静、止血、利尿、扩容等药品。医疗器械应配备复苏、插管、供氧、输液、吸引器、气管切开包、胸穿包、导尿包、氧气瓶及医疗护理用品等。

第四节　典型伤病员后送飞机

一、美国

（一）救护直升机

美国陆军是最早使用直升机的军队之一，特别是在医疗救护方面。据统计，从 1951～1953 年，美国的直升机共救护伤病员 23 000 人之多，使伤病员的死亡率由 4.5% 下降至 2.5%。

1. UH-60A "黑鹰" 救护直升机　机身长 19.76m，机身宽 2.36m，高 5.13m，机身为半硬壳结构。由于大量采用各类树脂和纤维等复合材料，其重量较轻。该机最大起飞重量约 10t，最高时速 292km/h，航程 603km。普通型 UH-60A "黑鹰" 救护直升机能够后送 4 名卧姿伤病员和 1 名坐姿伤病员。该救护直升机最多能够后送 6 名卧姿伤病员和 1 名坐姿伤病员或 7 名坐姿伤病员。

2. UH-60Q "黑鹰" 救护直升机　是在 UH-60A "黑鹰" 基本型直升机的基础上全面改装而成的（图 5-1，图 5-2）。美国陆军军医署根据现代战场空中救护的需要，将 UH-60Q "黑鹰" 救护直升机定为专用救护直升机，并对其进行了全面改装，以实现救护直升机的现代化，大量装备现代化高新技术装备，为伤病员提供更好的空中医疗救护。UH-60Q "黑鹰" 救护直升机可在复杂战场环境下后送伤病员，并可在后送途中给予治疗。采用模块化设计理念，将不同功能的单一组件，通过整体设计和工艺加工，形成各种独立的单元。各单元

可灵便地拆卸、按需组装，以满足不同任务需要。1993年美国正式装备UH-60Q"黑鹰"救护直升机，计划到2012年装备117架。UH-60Q"黑鹰"救护直升机加装的主要设备如下。

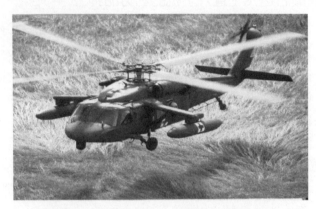

图5-1　美国UH-60Q"黑鹰"救护直升机

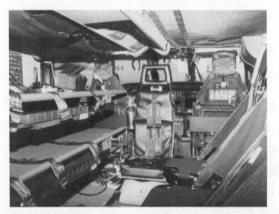

图5-2　美国UH-60Q"黑鹰"救护直升机内部布局

（1）自动测距和导航系统：UH-60Q"黑鹰"救护直升机装备了自动测距设备，这将有助于仪表飞行进场，同时增加了复式红外线白光探照灯，可用于在无导航时夜间飞行及无引导下着陆，使救护直升机无论平时还是战时都能够在任何气象条件下完成空中救护飞行任务。

（2）定位系统：UH-60Q"黑鹰"救护直升机安装了AN/PRC定位系统，可有效地实施战斗搜索和救护任务。

（3）激光预警系统：救护直升机一般是单独执行飞行救护任务，其本身没有武器系统，必须增加适宜战场生存的设备。UH-60Q"黑鹰"救护直升机加装了 AN/AVR-2 激光预警系统，使救护直升机在飞行中能够避开敌人的武器系统。提高了战场上的生存能力。

（4）扩大位置测量系统：该系统使救护直升机连续掌握战场上伤病员需要救护的情况，也可随时了解飞行途中某地突然发生需要救护的伤病员的资料和任务数据情况。

（5）救援绞车和担架系统：UH-60Q "黑鹰" 救护直升机在外部加装了救援绞车，使其在任何时候都可以接受起吊伤病员的任务，担架系统留有较大的伤病员护理空间，使伤病员随时得到救护。

（6）加热和降温系统：由于危重伤病员或处在休克状态的伤病员维持体温比较困难，如果伤病员需要在机上接受紧急治疗，必须保证其随时处于基本恒定的、舒适的温度环境。因此，UH-60Q "黑鹰" 救护直升机加装了辅助加热设备和通风降温设备。

（7）氧气生成系统：由于瓶装氧气供应量的限制，再加上氧气瓶占据机舱有限的空间，因此医用氧气是救护直升机需要解决的一大问题。UH-60Q "黑鹰" 救护直升机利用分子筛制氧技术，使空气浓缩形成氧气。它从发动机引擎抽入空气，通过分子筛氧气生成系统产生连续的氧气流。满足救护直升机在没有后勤再补给氧气的情况下，有足够的医用氧供应。

此外，美国还利用信息化技术开发了机载远程医疗诊断系统。

3. UH-1H/V "易洛魁人" 救护直升机　具有座舱容积大和用途广泛等特点。采用一台 T53-L-13 涡轮轴发动机，机身长 17.4m，机高 4.39m，最大起飞重量 4309kg，最高时速 204km/h，巡航速度 185 ～ 222km/h，实用升限 3660m，最大航程 556km，续航时间 2.5 小时。普通型 UH-1H/V "易洛魁人" 救护直升机能够后送 3 名卧姿伤病员和 4 名坐姿伤病员。该救护直升机最多能够后送 6 名卧姿伤病员或 9 名坐姿伤病员。

4. UH-72A "勒柯塔（Lakota）" 救护直升机　主要执行伤病员医疗救护与后送任务，具有安全性高、性能优良、噪声低、振动小、高海拔 / 高温适应性能优异等特点，可在 1220m 高度和 35℃ 高温环境下执行任务，续航时间可达 2.8 小时。该机机身长 13.03m，高 3.45m，自重 1.79t，最大起飞重量 3.58t，最高时速 268km/h，最大巡航里程 685km。机上配备无线通信设备和 GPS 定位系统，无线电设备工作频带覆盖国际民航组织规定的通信频率，能够精确获得位置、飞行速度和时间等信息。机舱布局比较合理，在执行医疗救护任务时，舱内可容纳两副担架和两名医务人员。由于舱门较大，北约标准制式担架可方便进出。

5. HH-60M "黑鹰" 救护直升机　主要执行将伤病员从受伤现场至后方医院的医疗后送任务，并能在后送途中实施全面的现代化救治，能够在恶劣环境下全天候执行紧急后送任务。机上装备主要包括环境控制系统、制氧系统、途中医疗救护设备、心电图机、电控担架、吸引器、监护仪、依据体温确定伤病员位置的红外系统及外置电动救援绞车等，一次可后送 6 名卧姿伤病员。装备有两台 GE-701D 发动机，巡航速度 278km/h，最大航程 500km。在接到命令后，15 分钟内即可起飞。

6. H-92 救护直升机　采用多用途机身机构，有效载重量 4421kg，一次能够后送 6 名伤病员、多名机组人员和专用医疗设备。该机的时速和巡航里程确保能够将伤病员在"黄金时间"内后送至相关救治机构。该机装备有增强型地面迫近警告系统（EGPWS）、空中交通预警与防撞系统（TCAS）、气象雷达、抗冰与水平旋翼防冰系统等先进设备，能够在极端恶劣的气候条件下全天候作业。机舱宽敞舒适，采用多用途，医务人员可根据任务需要快速重新配置机上设备。

7. CH-46E "海上骑士" 救护直升机　主要用于执行直升机遂行垂直补给、医疗后送及搜索救援任务。用于后送伤病员时，一次可后送 15 名卧姿伤病员或 25 名坐姿伤病员。CH-46E 直升机机身长 13.7m，旋翼直径 15.31m，起飞重量 11 032.2kg，最大时速 268.25km，单程航程 176km。在"沙漠盾牌"和"沙漠风暴"行动中，CH-46E 直升机共执行了 313 次搜索营救和医疗后送任务。该机的欠缺之处是航速和燃料有限，在沙漠环境下，涡轮叶片易被侵蚀，降低了发动机的寿命；且自身缺乏导航系统。

8. CH-47 "支努干" 救护直升机　载重量大，耐用性高，最大速度 297km/h，航程 2059km，内部载重量 6512kg，外部载重量 7192kg。用于后送伤病员时，一次可后送 24 名卧姿伤病员或 31 名坐姿伤病员或若干名卧姿伤病员和坐姿伤病员。

（二）伤病员运输飞机

为了完成空运后送任务，美国采用了各种军用和民用飞机，其中，C-130 主要用于战区内的后送，C-17、KC-135 和 C-141 等机型则主要用于战区间的伤病员后送，战时将伤病员后送回美国本土的任务主要由 B-767 执行，MD-80 则主要负责美国本土内伤病员的运输。此外，C-130 和 C-5 也可改装成空中医院，设置手术室、急救室、化验室、X 线室等，对伤病员进行救护。

1. C-130 "大力神（Hercules）" 伤病员运输飞机　配备 4 台艾里逊 T56-A-15 型涡轮螺旋桨发动机。机身长 29.79m，机高 11.66m，最大起飞重量 70310kg，最高时速 620km/h，巡航速度 556km/h。该机主要在战区系统使用，其优点是能在各种机场进行短跑道起飞和降落，能利用机上的设备迅速改装成伤病员运输机。机上配备有增压系统、空调系统、制供氧系统和供电系统。作为普通医疗后送型伤病员运输飞机，该机可一次后送 50 名卧姿伤病员和 27 名坐姿伤病员。根据需要，该机的内部布局可以改为运载 75 名卧姿伤病员或 85 名坐姿伤病员。但是上述布局代表的是该机的最大伤病员后送能力，并非其常规用途。随乘人员一般包括 2 名飞行护士和 3 名航空医疗后送技师。

2. C-141 "运输星（starlifter）" 伤病员运输飞机　配备 4 台普惠 TF33-P-7 涡轮发动机，载重量大，航程远。机身长 51.29m，机高 11.96m，翼展 48.74m，最高速度 912km/h，最大起飞重量 155 582kg，最大航程 5148km。作为普通医疗后送型伤病员运输飞机，该机可一次后送 48 名卧姿伤病员和 38 名坐姿伤病员。根据需要，该机经过改装，最多一次可后送 103 名卧姿伤病员或 147 名坐姿伤病员或混合后送若干名卧姿和坐姿伤病员。随乘人员通常由美国空军提供，一般包括 2 名飞行护士和 3 名航空医疗后送技师。

3. C-5 "银河（galaxy）" 伤病员运输飞机　是目前美国最大的军用运输机，载重量大，航程远，机身长 75.54m，机高 19.85m，翼展 67.88m，最高巡航速度 908km/h，最大载重量 120t，最大巡航里程 10410km。该机分为上下两层，一次可运载 70 名卧姿伤病员，途中可进行初步医疗处置和护理（图 5-3）。

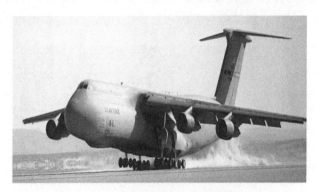

图 5-3　美国 C-5 "银河" 伤病员运输飞机

4. C-17A "环球霸王（globemaster）" 伤病员运输飞机　是一种采用上单翼、四发、T 形尾、带后卸货板的最新型的具有高度灵活性的战略军用运输机，是目前世界上唯一可以同时适应战略 – 战术任务的运输机。机身长 53.04m，机高 16.79m，翼展 51.81m，外形尺寸与 C-141 运输机相当。最大起飞重量 263t。作为伤病员运输飞机时，该机可一次后送 36 名卧姿伤病员和 54 名坐姿伤病员。随乘人员通常由美国空军提供，一般包括 2 名飞行护士和 3 名航空医疗后送技师。机上还配备有机载伤病员制供氧系统（图 5-4）。

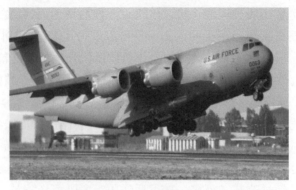

图 5-4　美国 C-17A "环球霸王" 伤病员运输飞机

5. KC-135 和 KC-10 伤病员运输飞机　四发、喷气式运输机，该机主要用于飞机空中加油，但在紧急情况下也可用于伤病员后送，可运载 8 名卧姿伤病员和 24 名坐姿伤病员或 15 名卧姿伤病员和 8 名坐姿伤病员。

6. B-767 伤病员运输飞机　可分别运载 111 名卧姿伤病员或 87 名卧姿伤病员和 40 名坐姿伤病员。这种飞机的舒适感和 C-9 卫生飞机一样。机上可携带便携式液氧 450L。另外，还储备有各种医疗设备和医疗设备供电电源（图 5-5）。

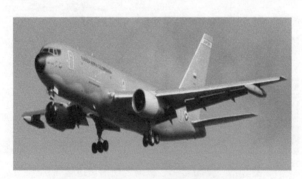

图 5-5　美国 B-767 伤病员运输飞机

7. U-21 伤病员运输飞机　经改装可运载 10 名坐姿伤病员或 3 名卧姿伤病员和 3 名坐姿伤病员及 1 名军医。

8. C-12 伤病员运输飞机　经改装可运载 8 名坐姿伤病员或 2 名卧姿伤病员和 4 名坐姿伤病员。

9. MD-80 伤病员运输飞机　主要在美国本土短途运输伤病员，最多可运载 45 名卧姿伤病员，配备的专业人员包括 2 名护士和 3 名空运后送技师。机上可携带便携式液氧 150L。另外，还储备有各种医疗设备和医疗设备供电电源。

（三）卫生飞机

C-9A "夜莺"卫生飞机是由麦道公司制造的中程双引擎后掠翼喷气式飞机，为美国空军专用卫生飞机，主要执行后送伤病员的任务。机身长 36.4m，机高 8.4m，翼展 28.4m，推力每个引擎 6525kg，最大起飞重量 48 988kg，机舱长 11.277m，时速 525km/h，航程 3218km。机组成员 8 名，其中飞行员 1 名，副驾驶员 1 名，乘务主任 1 名，飞行护士 2 名，航空医疗技术员 3 名。C-9A "夜莺"卫生飞机具有装载 40 名卧姿伤病员或 4 名卧姿伤病员和 40 名坐姿伤病员及不同比例卧姿、坐姿伤病员的运送能力。C-9A "夜莺"是唯一专门执行后送伤病员任务的专用卫生飞机，机舱卫生改装主要内容如下。

（1）为静脉输液瓶安装了天花板固定装置。

（2）为需要隔离或特殊护理的伤病员设立了一个独立通风的特殊护理区。

（3）在机舱侧壁服务面板上安装了 11 个真空泵和医用氧吸入接口。

（4）特殊护理区设有一个 28V 直流电插座。

（5）在舱内担架固定装置处安装了 22 个 115V/60Hz 交流电插座，供心脏监视器、呼吸机、恒温箱和输液泵使用。

（6）配备了一台储存全血和生物制品的医用冰箱。

（7）设立了一个带下水道的医疗供应区，设有药品柜和工作台，机舱两端设有厨房和卫生间。

（8）机舱后部有为坐姿伤病员乘坐的经济舱座位。

（9）在乘务长坐席处安装了通信和控制机舱温度、医用氧、真空抽吸系统的工作站。

（10）设立了备用电站，为机舱空调系统不间断工作、停电时快速接通和双喷气引擎自动启动供电。

（四）空中医院

美国是最早把空中医院用于战时救治和后送伤病员的国家之一，也是当今世界上拥有空中医院最多、设备最先进的国家。20 世纪 80 年代初，当第一架空中医院诞生后不久，美国空军随即改装了可用于进行远距离空中医疗支援的空中医院。美国的空中医院已发展成系列，共装备 60 余架，包括 C-5、C-17、C-130、C-141 等多种机型，规模 5～50 张病床。

1. C-5 "银河"空中医院　由 C-5 "银河"大型运输机改装的空中医院功能较完整，有 50 张病床，分为上下两层，设有手术室、急救室、消毒室、血库、化验室、X 线室、外科室、治疗室和病房等，机上编有医生、护士、牙医、放射技师、勤务保障人员共 128 名，可满足重症病员加强监护需要，能为3000～5000 人提供医疗服务，可接收一个空军中队的伤病员，并进行初级医疗和护理。具有高度的战略机动性,极其灵活方便,展开工作快,便于应对紧急情况,到达指定地点后 8 ～ 10 小时便可全面展开工作。

2. C-130 空中医院 机舱分为 4 个区间,从机尾到机头分别为接检舱(诊断室、化验室、供应室)、医疗舱(手术室、储藏室)、护理舱(术后观察恢复室),可同时展开 5 张手术台并配有卧姿伤病员上下升降梯、担架车、X 线机、诊断台、显微镜、离心机、2 个血液冷藏箱、高压消毒设备等主要医疗设备。

3. L-1011 TriStar 空中医院 分为上下两层,上层设有一大一小两个手术间。其中大手术间配有 3 张手术床,两张用于做口腔、眼科、耳鼻喉科手术的倾斜椅。上层还设有检查区、清创区、可供 12 名患者使用的术前术后处置区,外科手术器械处置间,两个洗涤槽,1 个可供 67 名医务人员观察手术进程的训练中心。下层包括配药区、试验检查区、患者出入登记区、厨房和食品存储区等。机上的医疗设备还包括荧光镜、数字 X 线机、拥有录像和记录功能的外科显微镜、手术床、麻醉机、高压灭菌箱、加温箱、便携式患者监护仪、成人和儿童救治推车及其他实验室设备。储物舱可存放数百磅的外科辅助材料及设备。机上能够自行发电供手术使用。此外,机上还配备有净水装置和产氧装置及真空系统。海湾战争中,美国在执行"沙漠盾牌"行动的后送任务时,空中医院从接到命令到抵达沙特并展开工作只用短短 4 天的时间。在"沙漠风暴"行动中,共动用了 19 架由 C-5 运输机改装的空中医院,圆满完成了伤病员空运后送任务。

二、德国

(一)救护直升机

1. 轻型救护直升机

(1)UH-1D"贝尔"轻型救护直升机:德国军方的 UH-1D"贝尔"轻型救护直升机又被称为"休伊(Huey)"救护直升机,除用于民用公路事故救护外,还被联邦国防军用作搜救直升机。

通过机上所装备的搜救卫生装备,该机能够执行在紧急情况下为不能自主呼吸伤病员提供医用氧(急救呼吸),伤病员给药与输液,监测伤病员生理功能与血氧饱和度,通过急救医助进行电动除颤,伤病员人工呼吸,插入插管装置(人工呼吸器),将血、黏液和固态物质从呼吸道中吸出,遇到呼吸与心脏循环并发症时维持或恢复呼吸和血液循环等重要生命体征,采取加压措施降低下肢、腹部和背部血流量(抗休克治疗),固定脊柱和背部损伤伤病员并做好后送准备。

该机采用单发动机,发动机功率为 1044kW(1400PS),可运送 3 名伤病员及所需医护人员,最大爬升能力 4145m,重量 4.3t,有效载重 0.9t,机高 3.6m,

机身长 12.77m，主旋翼直径 14.63m，可执行人员、物资和伤病员后送、搜救任务，以及对事故重伤病员救护及登山遇险人员的救护。可运送 2 名卧姿伤病员。

（2）EC 135 救护直升机：采用先进航电系统，自动化程度高。机身长 12.16m，机高 3.51m，机宽 2.67m，旋翼直径 10.2m，有效载重量 2850kg，飞行高度 3000m，最大速度 278km/h，最大航程 735km。该直升机能够执行伤病员紧急救治与后送、搜救及灾害医学救援等任务。机载卫生装备采用模块化设计理念，通用型模块化医疗救治与后送单元符合人体工效学要求，能够最大限度地满足保证机组和伤病员的安全性与舒适性。单元采用轻重量设计，以便提高飞机的有效载荷；可快速装配，装配时间不超过 1 小时，无须对机舱内部格局进行改装；维护与清洁简便，可达性好，材料抗污染性高；机舱内采用整体式医疗地板，配备有两套医疗单元位置锁止系统；配备有低姿急救担架，便于伤病员上下；机上配备有呼吸机、除颤仪、吸引器、心电监护仪、输液架、医用耗材储存柜等医疗设备及氧气制备与供应系统。该机一次性可后送 1 名卧姿伤病员或 2 名坐姿伤病员。随机可搭乘 1 名医生和 1 名护理人员（图 5-6）。

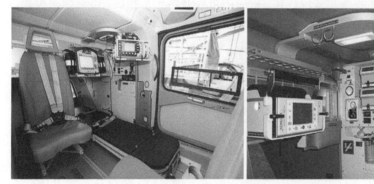
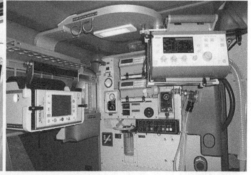

图 5-6　德国 EC135 轻型救护直升机的内部布局

2. 中型救护直升机　是在制式直升机上加装附加装置，使其具备医疗后送和重症监护功能，型号有"海王（sea king）"MK41 搜救直升机、CH-53GRH 救护直升机和 NH90 救护直升机。

（1）"海王"MK41 搜救直升机：是英国韦斯特兰直升机公司在美国西科斯基公司的 SH-3D 基础上发展起来的先进直升机。该机采用了 SH-3D 直升机的基本机体和旋翼系统，更换了动力装置，采用了一些专用设备。外形尺寸为 22.1m（长）×4.9m（宽）×5.1m（高），最大起飞重量 9300kg，最高时速 252km/h，发动机功率 2200kW（3000PS）。

（2）CH-53GRH 救护直升机：主要用于作战地区伤病员的搜索与救治。

该机为单螺旋桨直升机，机身长 20.47m，舱内体积 9m×2.3m×2m，空重 10 079kg，最大起飞重量 19 050kg，最高时速 315km/h，最高飞行高度 6200m，最大爬升速度 11m/s，最远飞行距离 470km。直升机机组人员由两名直升机驾驶员、两名机械师、3～4 名急救医生组成。该机可执行一级和二级作战任务。一级作战任务是运送作战地区日常急救所需的人员、物资和医疗设备及最多一次长途运送 12 名伤病员至中心医院；二级作战任务是将预处理过的伤病员从战场后送至专科医院。该机配备的医疗装备为 6 个救治单元（每 3 个医疗箱为 1 个单元），每个救治单元包括 1 个呼吸箱（含呼吸气囊、呼吸器、几套插管、药品）、1 个血液循环箱（含稳定血液循环的各种注射装置）和 1 个辅助材料箱。另外，机内还有 12 副北约野战担架、12 床毛巾被、6 个真空垫、两个心电监护仪、组织纤维分离设备及 3 个血氧测定仪。

（3）NH90 救护直升机：NH90 救护直升机具有有效负荷大、航速快、航程远的特点在各种执勤条件下均可由 1 名飞行员驾驶员，可全天候飞行，易保养和维修，不易损毁，飞行舒适性强（振动小、噪声低、配有空调）。作为救护直升机，其急救医学装备非常现代化，机舱内可展开两个救护区，备有两副担架，两个担架支承架，医务人员座位，可同时救治和后送两名重伤病员。机舱内备有人工呼吸机、监护仪、除颤器、吸引器、氧气瓶（2×5L）等医疗设备。救护直升机机身长 19.56m，机高 5.31m，最大起飞重量 10 600kg，净重 6900kg，最高飞行速度 300km/h，最大航程 982km（不带副油箱）/1200km（带副油箱），最大燃油量 2011kg，飞行持续时间 5 小时，最大爬升速度 11.2m/s，发动机 2RRTM322。

（4）伤病员后送单元：可通用于固定翼飞机与直升机的伤病员后送装置，主要用于有重症监护条件的短、中、长途伤病员空运后送，分为 A 型与 B 型。A 型单元是用于 A310、Challenger 和 Transall 飞机，B 型单元用于 CH-53 及 NH-90 直升机。能为需要长时间呼吸监护的重症伤病员提供长达 10 小时的不间断救治与监护，长 2083mm，宽 680mm，高 775mm，重 300kg。

该单元采用模块化结构，由担架、监护、急救处置模块三大模块组成，各模块之间通过快速搭钩连接在一起，可在 30 分钟内完成安装或拆卸。所配备的卫生装备均借助于附加装置，通过快速搭钩固定在双轨道上，可保证高度灵活性。即使在飞行过程中，设备也可在数秒内更换完毕。单元旁边可安装多种标准担架，担架标准符合北约担架标准。按照医疗设备运行的需求，该单元的电源供应装置能够将飞机产生的 110V/400Hz 电流转换为 220V/50Hz 的家用交流电及不同电压的直流电。担架与双轨道之间的区域安装有插座盒。担架下方的抽屉内存放有药品及医用耗材，还配有两个医用氧气瓶和两个用于呼吸机驱动的 3.15L

医用压缩气体的气瓶。

伤病员后送单元的基本型卫生装备有 EVITA4 型重症监护呼吸机、OXILOG 2000 型便携式人工呼吸机、Propaq 206 EL 型多功能监护仪、Combimat CS 03 型三针管自动注射泵、IP 2000 V 型加压输注器、i-STAT 血气分析仪、SONOSITE 108 型便携式 B 超、STORZ 型支气管镜、Barkey 型输液加温与伤病员加温装置及急救支架等。

1）EVITA4 重症监护呼吸机：主要用于新生儿、儿童和成人进行有创、无创重症治疗，机体固定于一个带抽屉的活动支架上，并带有全部附件，如活节杆、呼吸气体加湿器、传感器、连接软管、雾化器、折叠软管等。具有 IPPV、SIMV、BIPAP、CPAP、MMV、APRV、ILV 等 13 种通气模式，此外，还具有 Autoflow（自动变流）、ATC（自动气管插管补偿）、雾化、遥控等功能。监测数据完善，监视器可通过实时曲线及文字显示呼吸情况。整个装置长 530mm，宽 450mm，高 290cm，重 27kg。

2）OXILOG 2000 便携式人工呼吸机：是一种小型的由微处理器控制的人工呼吸机，可固定于担架、救护车或直升机上，在后送中进行人工呼吸，也可用于人工呼吸患者在医院内或医院间的转移。尺寸为 215mm（长）×120mm（宽）×205mm（高），重量约 4.3kg，操作温度 $-18 \sim 50\,℃$。具有 IPPV、SIPPV、SIMV、CPAP 4 种通气模式。频率 $5 \sim 40$ 次 / 分，潮气量 $0.1 \sim 1.5$L。人工呼吸机可进行下列方式的人工呼吸：TI ：TE 比值不同的间歇性正压氧充气呼吸，氧含量可调为 60 或 100 Vol $\%O_2$；同步间歇辅助人工呼吸（SIMV）；正压支持下的自发呼吸。

3）Propaq 206 EL 多功能伤病员监护仪：德国军方空军卫生飞机均装备了美国伟伦公司德国分公司生产的 Propaq 206 EL 型多功能监护仪。Propaq 206 EL 型监护仪为防水、通用型三通道全数字化监护仪，模块化设计便于升级，超大液晶显示屏，尺寸（含扩展模块）为 19.22cm（长）×20.97cm（宽）×24.53cm（高），重约 5.8kg，工作电压 115VAC/60 $\sim$ 400Hz 或外接 12VDC，抑或采用内置电池组驱动，包括成人、儿童和新生儿三种模式。通过该装置，医生能够对伤病员的体温、心电图、血氧饱和度等生理参数进行持续监测，从而对其实施有效急救。通过将两台 Propaq 206 EL 型监护仪与 1 台 Zoll 除颤仪配合使用，最多能够对 3 名伤病员实施生命体征监测。

4）Combimat CS 03 三针管自动注射泵：是一种可准时准量自动给伤病员投予三种药物的注射泵，每种药物剂量不能大于 50ml，注射准确度＜ ±2%。长 280mm，宽 195mm，厚 150mm，重 4.8kg，平时置于一个卫生包装箱内，电力供应可用充电电池或电网电源。器械正面可显示已注射剂量，可作为注射过程的监控及报警（图5-7）。

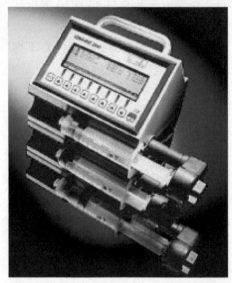

图5-7 Combimat CS 03 三针管自动注射泵

5）IP 2000 V加压输注器：是一种容量可控制的连续推进的输注泵，按滑板蠕动原理进行工作，容量精度＜±5%，长135 mm，高210mm，厚125mm，重3.5kg。该器械在接电后即进行一次自检验，装有一个空气识别系统及一个光声报警装置。机内充电电池可保证输注泵连续工作约4小时。器械可与任何市售输注器材结合使用。

6）i-STAT血气分析仪：采用一次性单样本取样器，可用于检测血气、电解质、血糖、尿酸及血细胞比容等多项生理指标，全血分析用血量65～95μl，可在90～168秒得出分析结果，最多可存储和显示50名伤病员的分析结果，同时可通过红外传输设备将分析结果从分析仪传输到1台便携式打印机或中央数据站。

分析仪尺寸为20.97cm（长）×6.41cm（宽）×5cm（高），重0.52kg，配备有9种不同的取样器，每种一次性取样器均由校准系统、电极传感器和样本处理系统组成。此外，还配备有液晶显示屏和软键盘，操作语言为英语，所采用的打印机为改进型电池驱动红外打印机（图5-8）。

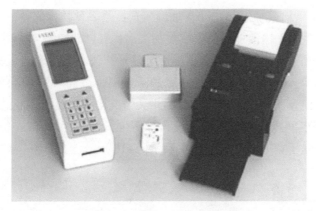

图 5-8　i-STAT 血气分析仪

7）SonoSite 180 plus 便携式 B 超：设备体积为 338mm（长）× 193mm（宽）
×64mm（高），重（含探头及电池）2.4kg，为全数字化成像设备，具有二维、
M- 型、局部放大、缩小扇扫角度、彩色能量多普勒、方向性彩色能量多普勒、
脉冲多普勒、连续多普勒和组织谐波成像等多种成像方式，探头为快速非针式
超宽、超轻变频探头，用户界面上设有多个控制键，采用内置式 5 英寸超薄彩
色液晶显示器、内置式轨迹球和标准字母数字键，帧频可达 100 帧 / 秒，设备
内部可存储 120 幅图像，可逐帧回放，通过线缆和图像管理软件可直接与个人
电脑连接下载高清晰图像，可交直流两用（可充电锂电池充电一次可使用1.5 ～ 4
小时，交流电为 100 ～ 240V/50 ～ 60Hz），移动性强、不受空间限制，立体成
像，更完整、精确，有助于确定手术的内在缺陷和技术性缺陷、降低术后并发症、
减少做造影的等待时间和增加工作效率（图 5-9）。

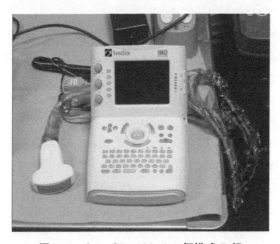

图 5-9　SonoSite 180 plus 便携式 B 超

8）Barkey型输液加温与伤病员加温装置：是一种技术完善的、创新性温度控制装置，主要用于输液加温与伤病员加温，具有自动控制与检测、使用便捷、安全等特点。所有数据均通过液晶屏进行显示，清晰易读，错误率低。温度可根据需要进行调节，可以0.5℃为一级进行升温，最高可调至41℃。预设温度值与实际温度值及所连接的加温装置的相关情况均一直显示在液晶屏上。此外，该系统还具有夜间操作模式和多语言操作界面。尺寸为140mm（长）×210mm（高）×130mm（宽）。重量约3.7kg（图5-10）。

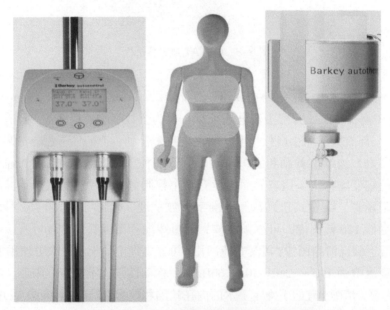

图5-10　Barkey型输液加温与伤病员加温装置

3.重型救护直升机　是通过在大型运输直升机MTH CH-53G上加装伤病员后送附加装置，能够中短途医疗后送12名伤病员，同时乘坐医务人员8名。

（二）卫生飞机

1.空中客车A310 MRT卫生飞机　从功能上讲，空中客车A310是一种"类空中医院"型卫生飞机。

空中客车A310 MRT多用途运输机主要执行混合货物与旅客运输任务，最大起飞重量157 000kg，有效载重量123 000kg，飞行速度825～900km，两翼张开总长度43.89m，机身长43.89m，机高15.8m，主翼直径5.64m，续航里程10 560km。通过在该机装备医疗设备，就转变为"空中重症救护站"。空中客车A310多用途伤病员救护运输机主要负责在全世界范围内执行重症医疗监护条件下的重伤和危重伤病员的后送任务,每天至少可后送 250 名伤病员。机上最多可搭载 28 名医务人员,其中包括 1 名随乘医生(医疗主任)、1 名麻醉师、1 名急救医师、4 名急救助理和 4 名急救卫生员。

空中客车 A310 MRT 卫生飞机可采用三种不同布局方案。布局方案一:装配 6 名重症伤病员后送单元(PTE)和 38 副卧姿伤病员担架(PLP),最多搭载 28 名医务人员;布局方案二:装配 3 个重症伤病员后送单元(PTE)和 48 副卧姿伤病员担架(PLP),最多搭载 28 名医务人员。布局方案三:不装配重症伤病员后送单元,仅装配 56 副卧姿伤病员担架(PLP),最多搭载 28 名医务人员。

2. 空中客车 A319 CJ 卫生飞机   空中客车 A319 CJ 运输飞机为一种中短途运输机,机身长 33.84m,机高 11.76m,翼展 34.10m,客舱长 23.77m,客舱宽 3.70m,客舱高 2.2m,最大起飞重量 76 500kg,最大巡航里程 7400km,最大巡航速度 840km/h,乘员两名驾驶员加两名乘务员。机上可加载两套重症伤病员后送单元(PTE),一次可运送两名重症伤病员及若干名轻伤员(图 5-11,图 5-12)。

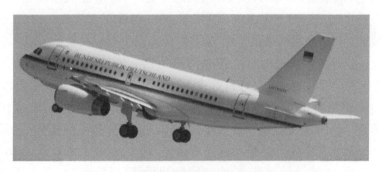

图 5-11   德国空中客车 A319 CJ 卫生飞机

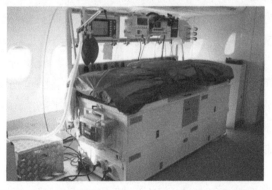

图 5-12   德国空中客车 A319 CJ 卫生飞机内部布局

3. 空中客车 A340 300 卫生飞机   加载 4 套重症伤病员后送单元(PTE),

一次可运送 4 名重症伤病员及若干名轻伤员。机身长 60.67m，机高 16.85m，翼展 60.31m，最大巡航里程 13 700km，最大巡航速度 917km/h（图 5-13）。

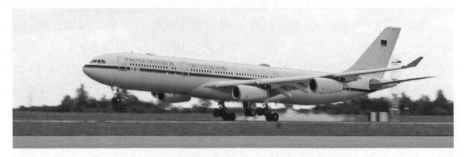

图 5-13　德国空中客车 A340 300 卫生飞机

4. 空中客车 A400 M 卫生飞机　机身长 43.80m，机高 14.60m，机宽42.40m，最大载重量 37t 或 120 人，最大起飞重量 141t，最大巡航里程（空机）9300km，最大巡航速度 560km/h。该机于 2012 年首次试飞成功，于 2015 年装备德国军方。利用该机改装的空中客车 A400M 卫生飞机在执行战场伤病员空运医疗后送任务时，一次可同时运送 66 名卧位伤病员和 25 名医务人员。货舱可根据不同任务进行改装，如加装医疗设备、手术床等可组建成临时空中医院。

5. C160"协同（transall）"卫生飞机　主要执行伤病员的中途伤病员紧急后送任务，一次能够运输 3 名重症监护伤病员和 8 名卧位伤病员，随机搭载有两名军医和 8 名卫生兵。最大起飞重量 49 150kg，最大有效载荷 16 000kg，最高飞行速度 455km/h，飞行高度 8230m。两翼张开后宽 40m，长 32.40m，高12.36m。采用两台带有 4 个平板钢质螺旋桨的 Rolls-Royce Tyne RTy20MK22 型发动机，发动机功率 4549kW，螺旋桨直径 5.49m，发动机燃油储备量 13 100kg，最大续航里程 1850km。机上装备有 3 套最新研制的伤病员后送单元。

C160"协同（transall）"卫生飞机上装备有两套最新研制的重症伤病员监护单元和 6 个伤病员监测单元，最多可空运后送 14 名卧位伤病员，其中包括两名重症监护伤病员和 12 名中度伤伤病员。12 名中度伤伤病员中，6 名为需要持续病情监测的伤病员，6 名为不需要持续病情监测的伤病员。此外，该机还可运送多名坐姿伤病员。

C160"协同（transall）"卫生飞机配备的重症监护单元采用军用担架与多种急救装备相组合的方式，上层担架躺卧伤病员，下层是一个改装的担架，担架上固定有监护仪、血压计、输注器、心电图机、除颤器、血氧饱和度监测仪、自动人工呼吸及配电盘等。此外，机上还装配有供氧系统和药品储备装置。

6. CL601 "挑战者（challenger）"卫生飞机　该机具有机舱宽、航程远、速度快等特点。机上安装有通用电气公司的 CF34 发动机，增加了载油量并安装了翼尖小翼，主要执行伤病员的中短途伤病员紧急后送任务，机上装备有 1 套伤病员医疗后送单元，可运送 1 名重症监护伤病员，随机搭载有 1 名军医和 1 名卫生兵。

三、法国

（一）救护直升机

1. AS565 MB 救护直升机　为欧洲直升机公司研发的一种轻型直升机，采用两台 Turbomeca Arriel 2C 涡轮发动机，功率 635kW，能在高温、高空环境下稳定作业。主螺旋桨直径 11.94m，尾翼直径 1.1m，机身长 12.08m，带旋转轴的总直径 13.73m，机舱长 2.3m，舱内空间 6.6m^3，自重 2380kg，最大起飞重量 4300kg，最高时速 285km/h，最大续航里程 792km，标准续航时间 4.1 小时。机上配备有四轴自动飞行控制系统、飞行管理系统（带有多普勒与 GPS）、搜寻与气象雷达、应急漂浮设备、担架支承装置、医疗后送装置等设备。一次可运送 4 名卧姿伤病员和 1 名医护人员。

2. EC145 救护直升机　EC135 采用最新技术，如全玻璃驾驶舱技术、气动优化机身外形等，并大量使用复合材料和新生产技术。融合了 EC135 和 BK117 先进技术的 EC145 直升机具有载重大、航程远、噪声低、驾驶舱宽敞舒适、驾驶员工作负荷轻、系统安全可靠、使用成本低等特点，一次可运送 1 名卧姿伤病员。

（二）卫生飞机

1. C130 "大力神"卫生飞机　主要执行战术空运医疗后送任务，活动半径 3200km，最高时速 450km/h，起飞跑道 900m。分为大型 C130 H30 卫生飞机和小型 C130 H 卫生飞机。其中，C130 H30 卫生飞机内可放置 36 副担架和 33 个座位，C130 H 卫生飞机内可放置 30 副担架和 15 个座位。机上没有装备 220V 供电设备。随机搭载 12 名军队医护人员。

2. C160 "协同"卫生飞机　主要执行战术空运医疗后送任务，活动半径 5000km，最高时速 450km/h，起飞跑道 1000m。机内可放置 30 副担架和 41 个座位。机上没有装备 220V 供电设备。随机搭载 12 名军队医护人员。

3. CASA CN235 卫生飞机　主要执行战术空运医疗后送任务，活动半径 7000km，最高时速 550km/h，起飞跑道 1000m。机内可放置 8 副担架和 8 个座位。机上装备有 220V 供电设备。随机搭载 8 名军队医护人员。

4. "猎鹰（falcon）"50 卫生飞机　主要执行战略空运医疗后送任务，活动半径 5500km，最高时速 800km/h，起飞跑道 1200m。机内可放置 1 套重症伤病员后送单元和 8 个座位。机上装备有 220V 供电设备。随机搭载 3 名军队医护人员。

5. "猎鹰（falcon）" 900 卫生飞机 主要执行战略空运医疗后送任务，活动半径 6500km，最高时速 900km/h，起飞跑道 1200m。机内可放置 1 套重症伤病员后送单元和 9 个座位或 2 套重症伤病员后送单元和 6 个座位。机上装备有 220V 供电设备。随机搭载 3 名军队医护人员。

6. 空客 A310 卫生飞机 主要执行战略空运医疗后送任务，活动半径 8000km，最高时速 900km/h，起飞跑道 3000m。机内可放置 9 套或 18 套病床，其中包括 2 套重症伤病员后送单元。机上装备有 220V 供电设备。随机搭载 10 名军队医护人员。

7. 空客 A340 卫生飞机 主要执行战略空运医疗后送任务，活动半径 14800km，最高时速 900km/h，起飞跑道 3000m。机内可放置 5 副担架。机上没有装备 220V 供电设备。随机搭载 10 名军队医护人员。

8. 波音 707–C135FR 卫生飞机 主要执行战略空运医疗后送任务，活动半径 7000km，最高时速 930km/h，起飞跑道 3000m。机内可放置 40 副担架和 27 个座位。机上没有装备 220V 供电设备。随机搭载 10 名军队医护人员。

该机可搭载模块化伤病员远程后送救治系统（MORPHEE）。该救治系统是奥地利卫生飞机技术公司与法国 JCB 公司联合研发的一种模块化伤病员战略空运医疗后送装备，主要由 11 种医疗设备组成，每台设备均可独立安装，适用于需要急救治疗的伤病员，8 小时内即可安装到一架波音 707–C135FR 卫生飞机上。根据伤病员情况，可一次运送 6 ~ 12 名伤病员，飞行距离超过 7000km，作战半径达到了所有法国军方参与行动的地区。整套系统主要包括重伤员后送模块（重伤员护理模块，ICM）、轻伤员后送模块（轻伤员护理模块，LCM）和 1 附属模块。

（1）重伤员后送模块（重伤员护理模块，ICM）：配备有重伤员急救所需的所有设备。辅助呼吸系统采用电动呼吸机，在发生电力故障时，可用气动呼吸机代替。氧气按航空标准提供，其供氧系统经过了医疗执行委员会的认证。每个伤病员拥有两台输液泵和 3 台药物注射泵。能够为伤病员提供舒适的温度，还装备有 3 台暖风机。每个 ICM 模块都预留有两个电源插座，以便于增加备选设备，如便携式 B 超或除颤仪等。每个 ICM 模块可容纳 1 名重症伤病员。

（2）轻伤员后送模块（轻伤员护理模块，LCM）：具有 ICM 模块的主要特征，可容纳两名轻伤员。在后送途中，两名伤病员均能接受输液和输氧。每个 LCM 模块配备 1 台监护仪、1 台输液泵和 1 台双管药物注射泵。LCM 模块叠置病床，便于伤病员上下。应伤病员运输条件的要求，LCM 模块还可在上部安置可拆卸式担架，担架可安置 1 名中度伤病员。

（3）附属模块包括 1 个监控中心，可监控所有伤病员的生命指征；1 个文案台；1 个工作计划台，用于医疗准备；两个储物柜，其中 1 个带有冰箱；两组空调，分别安装在机舱前后，当飞机在地面停留时可保证机舱内有适宜的温度。

（三）空中医院

法国空军的空中医院分别由装载全套手术舱和护理舱的两架 C-130 "大力神" 运输机组成。机上配有发电、水、氧气和空调设备。手术舱由 3 个隔间（室）组成，包括消毒室、麻醉与手术准备室、手术室。舱内配有供紧急外科手术所需的全部医疗器械和设备。护理舱分为护理准备室和护理室。护理准备室内配有医务人员监护患者所需的各种医疗设备。护理室展开 5 张病床，每张床都配有氧气瓶、血压计、床头监护仪、吸引器、增湿器和通风装置，还配有救护平车、心脏除颤器等设备。

四、俄罗斯

（一）救护直升机

1. 卡 -32A11BC 救护直升机 配备两台 TV3-117 VAM 涡轮发动机，发动机具有耗油量小、自重轻、安全性高、使用寿命长、维修简便等特点。最大起飞重量 12 700kg，巡航速度 230km/h，最高时速 260km/h，最大航程 670km，爬升速率 15m/s，最大升限 16 500ft，最大内部载重量 3700kg，最大外部载重量 5000kg。通过在直升机上加装便携式生命支持医疗单元，能够执行伤病员空运后送任务和在后送途中对伤病员进行基本生命支持，一次能够运送 2 名卧姿伤病员和 5 名坐姿伤病员。该单元配备有 OXYLOG1000 人工呼吸机、LIFEPAK12 除颤监护仪和 LSU 吸引器等医疗设备。

2. 卡 -226T "虎鲸" 救护直升机 是卡 -26 直升机的后继机型，继承了卡 -26 直升机的机身和系统设计方面的全部优点。该机 60% 机身采用复合材料，机身涂有红外与雷达波吸收涂层，配备 Turbomeca Arrius 2G1 涡轴发动机，发动机功率 2×313kW，最大起飞重量 3600kg，巡航速度 220km/h，最高时速 250km/h，最大航程 700km，最大内部载重量 1100kg，最大外部载重量 1000kg，四叶片复合主旋翼直径 13.5m，尾旋翼采用 7 叶片设计，后送舱内部高度 1.4m。该机舒适性高，机上配备有暖风 / 空调系统。救护直升机机舱内可安装两副担架，通过大舱门可安全地上下担架。此外，还配备有心电图机、除颤仪等医疗设备组成的现代化的重症监护医疗模块，可在机上开展心肺复苏急救和患者生命体征维持与监测，一次能够运送 6 名坐姿伤病员或 2 名卧姿伤病员，外加 3 名医务人员。

3. 米 -4 救护直升机　发动机位于机头，通过传动轴驱动机舱顶部的主旋翼和尾部的尾桨。救护直升机巡航速度 140km/h，最大巡航里程 500km，实际升限 5500m。一次可后送 8 名卧姿伤病员和 1 名坐姿伤病员或 14 名坐姿伤病员。起降面积应不小于 60m×40m。由于该直升机起降面积小，且不需要专门设备，因此便于从前沿医疗救治阶梯和大规模卫生减员区运出伤病员。在无法着陆时，可通过绞车和担架带悬吊方法运载伤病员。因此，该直升机能够从交通不便的地区、潜艇和快艇上后送伤病员。

4. 米 -17-1V 搜救直升机　5.34m（长）×2.34m（宽）×1.80m（高），最高时速 250km/h，最大巡航里程 610km（主油箱）/1065km（带两个副油箱），正常起飞重量 11 000kg，最大起飞重量 13 000kg。机上配备有多普勒气象雷达、卫星导航系统、救生吊篮、红外搜寻摄像系统等装备。米 -17-1V 救护直升机主要用于战斗条件下的伤病员医疗后送。机上可装备 12 副军用标准担架，可一次后送 12 名需要撤离战场或危险区域的重症伤病员，外加 1 名医务人员。

5. 米 -26T 救护直升机　全球最大的双发多用途重型直升机，能够在各种气候条件下执行全天候飞行任务。动力装置为两台 8500kW D-136 涡轮轴发动机，最大起飞重量 56t，货舱最大载重量 20t，最大平飞速度 295km/h，巡航速度 255km/h，最大航程 800km，使用升限 4600m。米 -26T 救护直升机能够在最短的时间内紧急将伤病员快速直接从受伤现场后送至相关医院，并能够在机上实施急救、心肺复苏、重症监护等紧急医疗救治保障。该救护直升机的典型布局为：①重症监护区，可容纳 4 名重症伤病员和 2 名医生；②手术区，可容纳 1 名伤病员和 3 名医生；③术前准备区，可容纳 2 名伤病员和 2 名医生；④急救区，可容纳 5 名卧姿伤病员、3 名坐姿伤病员和 2 名护理人员；⑤化验室；⑥生活休闲区，主要包括厕所、洗漱设施、食品储藏单元和休憩区。此外，作为备选布局，可采用模块化方舱式化验室或装备齐全的医疗中心的形式，可装配到支承架之上，以供急救或作为野战医院使用。作为军用救护直升机，一次最多可运输 60 名卧姿伤病员，或 7 名重症监护伤病员、32 名卧姿伤病员和 7 名护理人员，或 47 名伤病员和 8 名护理人员。方舱内包含有 1 个手术台、诊断设备、麻醉设备、呼吸设备及其他医疗设备或系统。

6. 米 -38 救护直升机　动力装置为两台 PW-127T/S 涡轮轴发动机，最大起飞重量 15 600kg，巡航速度 285km/h，最高时速 330km/h，最大航程 900km，最大内部载重量 6000kg，最大外部载重量 7000kg，货舱面积 29.5m^2。米 -38 救护直升机一次能够运送 16 名卧姿伤病员。

（二）卫生飞机

俄罗斯军队卫生运输飞机部队配备有前苏联安东诺夫设计局设计的安 -2

型卫生飞机。该机为一种单缸双翼飞机，其巡航速度为180km/h，实际升限5000m，最大航程1200km，最大载重1500kg。机上配备有1名医务人员。一次可后送6名卧姿伤病员或10名坐姿伤病员，或3名卧姿伤病员和15名坐姿伤病员。起降面积应不小于560m×100m。由3名卫生兵负责伤病员上下飞机。

（三）空中医院

俄罗斯的空中医院由伊尔-76MD飞机改装而成，于1984年开始使用。翼展50.5m，机长46.5m，最大载重量40t，最大起飞重量170t，最大速度850km/h，最大航程6700km。飞机设3个大型电气化机舱，为一种"准空中医院"。第一个舱为手术舱，安放两张手术台、人工呼吸装置、排气装置、照明装置等所有手术必需设施。第二个舱为复苏舱，内设2张吊床、人工呼吸维持设备和X线室；第三个舱为医疗后送舱，可以容纳12张悬挂担架床。3个舱及配套的小型动力站都装有机轮，便于在必要时借助绞盘绞出飞机，由载重汽车拖走，在野外展开。这些设施保证了空中医院可在后送途中实施外科手术和提供高质量的医疗救护（图5-14）。

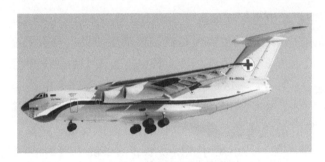

图5-14　俄罗斯的空中医院

五、日本

（一）救护直升机

1. BK-117救护直升机　一种紧急医疗救援直升机，接到呼叫信号1.5分钟即可起飞。机身长13m，机高3.85m，机宽1.6m，最大起飞重量3585kg。机舱内配备有主担架、备用担架、供氧系统、心电监护仪、输液架、除颤器、呼吸急救箱、移动式吸引器、救生斧、真空垫、心脏急救箱等医疗设备，可运送1名卧姿伤病员（图5-15）。

2. AW-139搜救直升机　中型双发多用途直升机，装备两台普惠公司生产的PT6C-67C发动机，每台发动机的起飞功率为1252kW。可在全天候、全天时条件下执行海上搜救、伤病员紧急医疗后送等任务，具有舰载作战能力。机身长 16.66m，机高 4.94m，旋翼直径 13.8m，最大起飞重量 6400kg，最大有效载重量 2730kg，巡航速度 165nmile/h，续航里程 500nmile，续航时间 5 小时。机上装备有高精度前视红外（FLIR）装置、救援绞车、搜索灯、扬声器、医疗担架、监护设备、急救设备及全数字化通信和导航设备等。

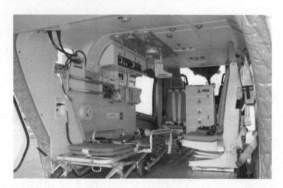

图 5-15　日本 BK-117 救护直升机内部布局

（二）航空机动卫生医疗单元

航空机动卫生医疗单元主要配备航空机动卫生队，可安装在 C-130H 运输机上，每架飞机上可安装两组该单元，每组配置 1 个后送医疗组，每个后送医疗组由 1 名医生、1 名急救医助、1 名护士和 1 名管理人员共 4 人组成。每个单元可同时后送 3 名重症伤病员，可对重症伤病员进行简单处置，可阻断电磁波和噪声，并带有通风装置。该单元内配备有监护设备、除颤器、输液泵、超声诊断仪等仪器设备。外形尺寸 5.1m（长）×2.4m（宽）×2.45m（高），重 2270kg（不含医疗设备）。

六、中国

北京奥运会期间，直 8A 型直升机经医疗救护加改装后，可依托专用救护担架及原机乘员座椅同时后送 2 名重症伤病员和 9 名轻伤病员，具备现场急救及医疗护送功能，在医疗护送途中可实现伤病员的体征监护、医疗供氧、生命支持及紧急救治。在有 6 名操作人员的条件下，可在 30 分钟内完成医疗救护单元的安装、拆卸并完成任务属性转换，在不使用机上电源的情况下连续作业时间不少于 2 小时，系统整体重量＜166kg，具有功能全面、拆卸便捷、系统质量轻、工作续航时间长等特点。经过医疗救护加改装的直 8A 型直升机，是国内现有已列装航空救援队伍的起飞重量最大的国产直升机，医疗救护加改装是在其原有的森林防火灭火、应急综合救援能力基础上的又一次拓展和提升，创新打造了"直

升机 + 医护队员"的应急救援新模式。

七、其他

1. 澳大利亚 澳大利亚皇家飞行医生协会主要装备有两种卫生飞机：Beechcraft Super Kingairs 和 Pilatus PC12s 卫生飞机，可搭乘两副担架、2 ～ 3 名医护人员，携带齐全的急救复苏药品及设备，包括心电监护仪、呼吸机、压力输液装置、药物和氧气储备，必要时可携带新生儿抚育器等特殊设备。Beechcraft Super Kingairs 卫生飞机最大巡航速度 523km/h，最大升限 10 670m，最大巡航里程 3756km。Pilatus PC12s 卫生飞机最大巡航速度 500km/h，最大升限 9150m，最大巡航里程 4190km，最大载重量可达 1.5t。宽大的后舱门方便担架上下，极大地减少了给患者带来的不适。

2. 沙特的空中医院 沙特是发展和使用空中医院最早的国家。早在 1980 年，当时世界上第一所空中医院在沙特诞生。空中医院组建的第一年里就显示出非凡的功效，由 6 人组成的空中医院就救治了 63 名患者，这些患者包括心脏病和各种急发病患者。沙特的空中医院拥有世界上最先进的医疗设备，沙特最优秀的医生、护士和飞行员能在呼救信号显示后的几分钟内到达出事地点，找到患者，并尽快进行诊断和治疗。沙特的空中医院由 C-130"大力神"运输机改装，机上设有观察室、诊室和手术室，配有验血装置，X 线透视室，拥有 40 ～ 55 个为危重患者准备的床位。空中医院配有治疗和通信设施，对一些疑难杂症，空中医院能在飞行里直接通过电台把患者及时通知给地面接收医院。到目前为止，沙特已改装了 8 所 C-130 空中医院。近来沙特又有一种新的机型加入空中医院的行列，即 DC 救援机。这是由大型 DC-8 系列国际远程型客机改装的空中医院。DC 救援机除有治疗所需的任何医疗设备外，其最大的优点在于能够进行长距离飞机。DC 救援机能连续飞行 20 小时，能把在沙特的任何一个地方的患者空运到世界上的任何一所医院进行会诊和治疗。

3. 英国的 C-17 空中医院 英国的 C-17 空中医院设有手术室、麻醉间、小型血库，并配有相应的手术设备，可在机上完成外科手术。配备有先进的监护设备，可对伤病员进行后送途中的重症监护。货物托盘可存放多名伤病员和医务人员使用的物资。上下机装置可使沉重的担架快速顺利地上下飞机。飞机一次加油后可连续飞行 8 小时，机上医疗设备的电源由地面辅助电源和飞行发动机供给。飞机上配备有先进的医疗装置，包括手术室、麻醉室、X 线室、荧光镜、高压灭菌器，以及眼科、牙科、耳鼻喉科和其他小型外科手术器械。飞机上设有护士间、药房和接待处，还配有制氧装置、医疗级空气和真空系统、净水装置、氧化亚氮存储设备。空中医院可以开展眼科、口腔、颌面外科、整形等多种手术。

3组医务人员，1天可完成35例角膜移植手术。

4. 瑞典的空中医院　瑞典的空中医院由波音737-800型飞机改装成功，可治疗和转运6名需要监护的重症伤病员，6名需要在担架上治疗的伤病员，20名不需要卧床治疗的伤病员。飞机上配有9名医生、11名护士、1名医疗技师、1名指挥员和1名调度员。瑞典的空中医院可覆盖该国或周边3000km的范围，当意外事故发生时，能够迅速为伤病员提供与地面医院同等条件的治疗，包括各类外伤、烧伤。

5. 奥比斯DC-8飞行眼科医院　国际奥比斯组织以DC系列飞机为眼科治疗平台，改装了飞行眼科医院。飞机上布局划分为诊疗区、患者恢复区和电教区，设有手术室、患者恢复室、电教演播室、18个座位的教室和1个资料室，配备有精密的眼科医疗仪器和视听传播设备。飞行眼科医院成立以来，已飞往过80多个国家，培训了25 000多名眼科医护人员，免费为1 800多名眼疾患者进行了角膜移植、眼球整形、白内障、青光眼、视网膜脱离和玻璃体积血的手术和治疗。

6. SOS航空急救飞行医院　国际SOS救援中心航空急救飞行医院由一架8人座喷气式飞机改装而成，适合长途飞行救援，最大飞行距离可达4500km。飞机上的医疗设备相当于一间内科急症病房。目前国际SOS救援中心拥有5架航空急救飞行医院，24小时值班待命。

参考文献

陈福兴，刘晓荣，熊林平，等，2017. 美国空运医疗后送体系及对我军的启示. 职业与健康，33（1）：120-124.

陈炎琰，李法林，钟方虎，2016. 俄罗斯军队的空运医疗后送装备及对我军的启示. 中华航空航天医学杂志，27（1）：75-78.

常蓓，张小纯，李涛，等，2018. 野战急救轮式担架的设计. 医疗卫生装备，39（10）：27-30.

曹梦远，王倩梅，尹文，2018. 中美火线救治担架研究现状与进展. 医疗卫生装备，39（9）：93-97.

曹保根，满真真，沈俊良，等，2014. 美海军医院船任务分析与启示. 解放军卫勤杂志，16（3）：184-185.

曹梦远，王倩梅，朱朝娟，等，2019. 单兵多功能便携式担架研制. 军事医学，43（1）：14-19.

楚军，2011. 考察德国、奥地利卫生飞机建设的启示. 空军后勤，3：3-5.

杜海舰，王运斗，伍瑞昌，2011，等. 救护直升机研究现状与发展. 医疗卫生装备，32（7）：73-75.

傅征，2004. 军队卫生装备学. 北京：人民军医出版社.

高树田，张广，宋振兴，等，2021. 移动式生命支持系统研制及技术要求研究. 中国急救复苏与灾害医学杂志，16（3）：304-307.

高亚娟，崔广，孙万里，等，2017. 急救搬运设备研究现状分析. 中国医学装备，14（4）：167-169.

高树田，王运斗，李瑞兴，2007. 21 世纪德国军方野战卫生装备发展特点与趋势. 医疗卫生装备，28（10）：29-31.

高树田，张晓峰，郭立军，2014. 德国军方野战卫生车辆分类与发展现状. 后勤科技装备，1：56-59.

郭新，安军防，黄咏梅，2010. 战场伤员转运担架的研究进展. 医疗卫生装备，31（11）：40-41，44.

胡建，王心，2017. 灾害医学救援中伤病员医疗后送体系研究. 中国急救复苏与灾害医学杂志，12（1）：12-15.

胡琪，张学辉，周军，2007. 伊拉克战场上的美国担架. 环球军事，151（6）:50-51.

刘大响，黄敏，2024.中国航空医疗救护的发展与建议.北京航空航天大学学报（社会科学版），37（3）：53-67.

刘显胜，刘杰，高钰琪，2018.高原型担架研制.医疗卫生装备，43（1）：27-29.

蓝毅君，仓艳，苏晓亮，2009.外军越野救护车发展趋势.汽车运用，204（10）：29-30.

吕伟康，2014.德国军方有防护装甲车辆战场应用.国外坦克，2：53-55.

孙景工，王运斗，2004.应急医学救援装备学.北京：人民军医出版社.

孙蕊，田竞，王然，等，2017.多功能伤病员软体担架的设计与应用.解放军卫勤杂志，20（4）：217-218.

宋振兴，吴太虎，孟兴菊，等，2012.便携式生命支持系统的研制.中国医疗设备，（7）：27-29.

王运斗，高万玉，田丰，2002，等.WGD2000系列通用担架的研制.医疗卫生装备，23（2）：15-16.

王凤才，2007.外军"飞行医院"漫谈.外国军事后勤，276（2）:55-56.

吴太虎，宋振兴，王运斗，等，2009.移动式生命支持系统——种快速院前处置和途中连续救治装备.医疗卫生装备，30（12）：1-4.

姚红霞，2010.美国后勤装备手册.北京：解放军出版社.

殷明，管柏林，柳堤，等,2010.美海军医院船参与非战争军事行动卫勤保障情况.人民军医，53（4）：265-266.

袁晶，张广，陈锋，等，2009.跨平台生命支持系统设计.医疗卫生装备，30（12）：1-6.

朱慧森，2017.灾害环境下担架集约化设计研究.河北科技大学.

张家康，罗永昌，2011.外军空运医疗后送.解放军卫勤杂志，13（1）：59-61.

张建杰，常耀明，罗永昌，2012.外军航空医疗救援体系建设的主要做法及启示.解放军卫勤杂志，14（1）：53-56.

郑巨军，2011.德国、奥地利两军卫生飞机建设特点及启示.航空军医，39（3）：108-110.